LEBER AN MILZ

ANDREA FREUND + LUCIA SCHMIDT

LEBER AN MILZ

Wie wir lernen,
auf die geheimen Signale
unserer Organe zu hören

Mit Illustrationen von Isabel Klett

ecoWIN

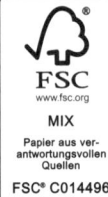

Die Informationen und Anleitungen in diesem Buch wurden gewissenhaft recherchiert und geprüft. Sie ersetzen jedoch weder eine fachgerechte Diagnose noch eine angemessene Therapie. Die im Buch gemachten Angaben erfolgen aus diesem Grund ohne jegliche Gewährleistung oder Garantie vonseiten des Verlags oder der Autorinnen. Es wird keine Haftung übernommen für Schäden jeglicher Art, die durch das Nutzen der Buchinhalte oder eine Missachtung dieses Hinweises entstehen sollten.

1. Auflage
© 2018 Ecowin Verlag bei Benevento Publishing Salzburg–München, eine Marke der Red Bull Media House GmbH, Wals bei Salzburg

Dieses Werk wurde vermittelt durch Aenne Glienke / Agentur für Autoren und Verlage, www.AenneGlienkeAgentur.de

Alle Rechte vorbehalten, insbesondere das des öffentlichen Vortrags, der Übertragung durch Rundfunk und Fernsehen sowie der Übersetzung, auch einzelner Teile. Kein Teil des Werkes darf in irgendeiner Form (durch Fotografie, Mikrofilm oder andere Verfahren) ohne schriftliche Genehmigung des Verlages reproduziert oder unter Verwendung elektronischer Systeme verarbeitet, vervielfältigt oder verbreitet werden.

Medieninhaber, Verleger und Herausgeber:
Red Bull Media House GmbH
Oberst-Lepperdinger-Straße 11–15
5071 Wals bei Salzburg, Österreich

Satz: MEDIA DESIGN: RIZNER.AT
Gesetzt aus der Minion Pro, Chronic Inline, The Hand
Umschlaggestaltung: Martina Eisele, München
Illustrationen: Isabell Klett
Printed in Germany

ISBN 978-3-7110-0165-8

Für das Leben

INHALT

ZU BEGINN
Wie alles miteinander zusammenhängt 9

UNSER KÖRPER
Kennenlernen in Etappen 25

Überall: **DIE ZELLE**
  Womit alles anfängt 27

Ganz oben: **KOPF | HALS** 33
  Hirnstamm – Das Basislager 37
  Drüsen – Alles auf Autopilot, oder was? 43
  Lid – Augen zu und durch 51
  Nasennebenhöhlen – Höhlenforschung 58
  Zunge – Eine Geschmackssache 66

Mittendrin:
BRUSTKORB | RÜCKEN | BAUCH | BECKEN 77
  Herzkranzgefäße – Ständig unter Strom 86
  Lungenbläschen – Bitte einsteigen! 92
  Zwerchfell – Jetzt mal tief durchatmen 100
  Gallertkern – Tiramisu in der Wirbelsäule 109
  Gallenblase – Ja, nein, vielleicht? 119
  Milz – Power rot-weiß! 127
  Bauchnabel – Mehr als nur 'ne Grube 135
  Blinddarm – Der Kevin unter den Organen 143
  Eileiter – Gezielter Seitensprung 151

Schließmuskel –
Doppelnullagent mit der Lizenz zum Erleichtern 159
Steißbein – Alles im Lot 168

An den Ecken und Enden:
ARME | HÄNDE | BEINE | FÜSSE 175
Ellenbogen – Platz da! 179
Fingernägel – Nachwachsende Visitenkarten 187
Kniescheibe – Auf Abstand 197
Fußgewölbe – Über diese Brücken sollen wir gehen 205

VON ÖTZI BIS EPIGENETIK
Wie sich der Blick auf unseren Körper ändert 215

PARTNERÜBUNGEN
Was Sie aktiv für Ihren Körper tun können 231

Danke schön! 259

Über die Autorinnen 260

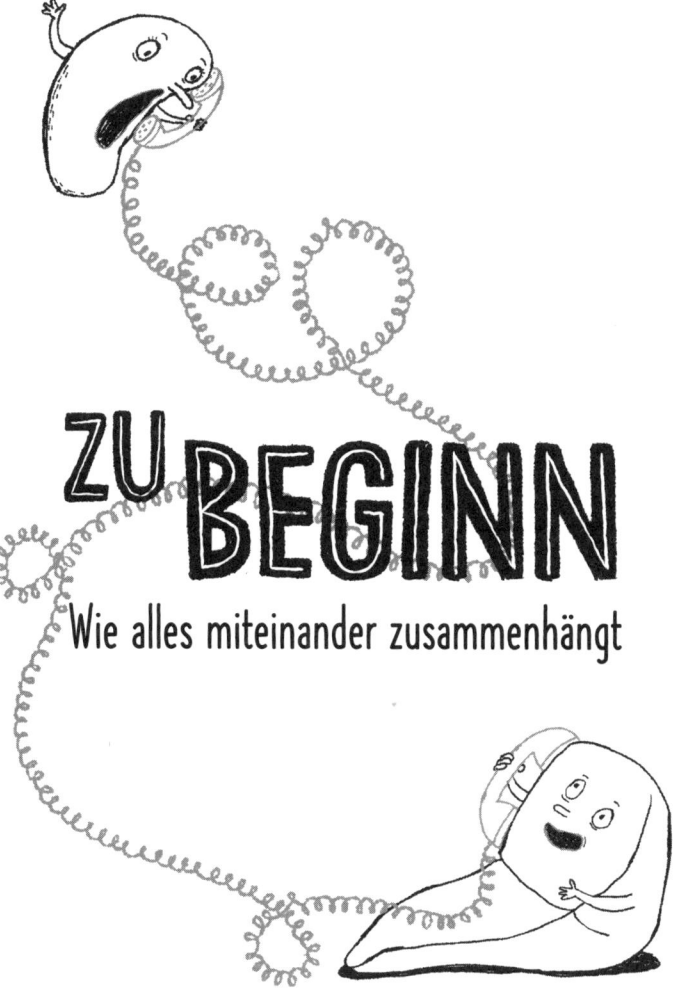

ZU BEGINN
Wie alles miteinander zusammenhängt

Jeder kennt die Situation. Trifft man einen Bekannten auf der Straße oder rufen Freunde an, heißt es meist direkt: »Und wie geht es Dir?«. Es ist eine gesellschaftliche Übereinkunft, dass wir uns gegenseitig nach unserem Befinden erkundigen. Ein Klassiker für die Gesprächseröffnung. Für manch einen mag es deshalb auch nur eine Floskel sein, die man eben so sagt. Andere sind wirklich aufrichtig interessiert, wie sich das Gegenüber gerade fühlt. Aber einmal völlig unabhängig davon, mit welcher Absicht die Frage in welcher Situation gestellt wird: Es ist doch bezeichnend, dass sie sich in unserem Zusammenleben so etabliert hat. Denn wie wir uns körperlich und seelisch fühlen, das hat immense Auswirkungen darauf, wie wir selbst unser Leben gestalten können, was wir aus unseren Interesse und Talenten machen, wie wir den Alltag meistern. Und weiß man, wie ein anderer sich gerade fühlt, kann man sein Verhalten oft besser einschätzen und darauf eingehen.

Wie geht es dir? Die Frage kann man nicht nur Verwandten, Freunden und Bekannten stellen, sondern ab und zu auch einfach mal sich selbst. »Hey Körper, wie geht es dir, wo zwickt es, wo drückt es und warum?« Wann haben Sie das zuletzt bewusst gemacht, einmal nachgehorcht, wie es Ihnen so geht? Ist vermutlich schon eine Weile her. Denn bei all dem, was wir im Alltag bewältigen, sind wir meist mehr auf Äußerlichkeiten und Funktionalität aus. Auch bei unserem Körper. Wir tun einiges dafür, dass er gut aussieht, waschen ihn, schminken ihn, trainieren ihn, stylen die Haare und schneiden die Nägel. Halten Diät. Solange er nicht murrt, schenken wir ihm kaum Beachtung. Funktionieren soll er, und wird er krank und gebrechlich, soll dieser Zustand schnell wieder behoben werden.

Einen regelrechten »Körperkult« konstatiert der Frankfurter Soziologe Robert Gugutzer: »Der Körper steht heute im

Zentrum einer Diesseitsreligion, nicht mehr die Erlösung im Jenseits ist wichtig, sondern ein schönes Leben hier und jetzt.« Der Körper wirke sinnstiftend, biete Halt und Orientierung, oft bis in hohe Alter, da wir für unsere Gesundheit über Ernährung und Bewegung viel tun könnten. »Sechzigjährige etwa sind heute so fit wie Fünfzigjährige vor zwanzig Jahren«, so Gugutzer. Und warum den Körper nicht hegen und pflegen – auch wenn dazu Körperpflegeprodukte wie die »Nachtcreme für den Mann« gehören oder gar Botox für Gesichtsliftings.

Und obwohl wir Autorinnen uns in Studium und Ausbildung sowie als Journalistinnen mit den Körperfunktionen, ihrem beeindruckenden Aufbau und dem, was den Organismus beeinflusst, beschäftigt haben und es weiter tun, sind auch wir manchmal genervt, wenn wir wegen einer Erkältung, eines umgeknickten Knöchels oder anderen Wehwehchen Termine nicht wahrnehmen können – zumindest war das so, bis wir dieses Buch geschrieben haben. Denn dadurch ist unsere Hochachtung vor dem eigenen Körper noch einmal deutlich gestiegen, die Bewunderung dafür, dass jeden Tag im Grunde alles reibungslos funktioniert. Wenn man sich einmal klarmacht, was da in uns steckt und was theoretisch alles nicht funktionieren könnte, nimmt man einen grippalen Infekt viel demütiger hin.

Im Herbst 2018 ist es nun gut zwei Jahre her, dass die Idee zu der Serie in der *Frankfurter Allgemeinen Sonntagszeitung* entstand, aus der am Ende dieses Buch geworden ist. Während eines unserer damaligen Telefonate – wir hatten natürlich zu Beginn die obligatorische Frage »Wie geht es Dir?« gestellt – tauschten wir uns zu möglichen Themen und zum Zeitplan aus. Und während wir so redeten, klagte eine von uns über Schmerzen am Steißbein. Sie waren die Folge einer typischen Verkettung blöder Umstände am Tag zuvor: Eile, Unaufmerksamkeit, ausgerutscht, gefallen, autsch! Es schmerzte höllisch beim Sitzen auf dem Bürostuhl und davon aufzustehen war die reinste Qual. Und während die eine von uns beiden noch jammerte über die knöcherne Struktur am unteren Rücken, die sie sonst ja überhaupt nie wahrnehme, stellte die andere plötzlich die Frage: »Wofür hat man dieses Steißbein eigentlich genau?« Eine grobe Ahnung hatten wir schon, wofür das Steißbein da ist, aber bis ins letzte Detail konnten wir die Frage nicht beantworten.

Und so begann es: Nachdem wir recherchiert hatten, dass das Steißbein entscheidenden Einfluss darauf hat, dass wir uns im Raum aussteuern können – zur Seite, nach vorn oder hinten, aber vor allem in die Höhe – und dass eine Verletzung Auswirkungen auf die Blase oder auch die Eierstöcke haben kann, war unsere Neugier auf weitere Strukturen, weitere Körperteile geweckt, die wir normalerweise nicht sonderlich beachten. Die normalerweise im Schatten der »Großen« wie Herz, Lunge und Darm stehen. Was genau macht eigentlich die Milz? Welche Aufgaben haben Fingernägel, Band- und Kniescheibe? Für was braucht man einen Hirnstamm oder ein Fußgewölbe? Alles Zufall oder unglaublich smart konstruiert? Schließlich gibt es fantastische Zahlen über unseren Körper, die wir uns nie bewusst machen: Ohne dass wir uns darum kümmern müssen, reinigt die Leber rund 2000 Liter Blut – am Tag. In der Zeit machen wir insgesamt 25 920 Atemzüge. Und pro Jahr schlägt das Herz rund 36 Millionen Mal.

Die meisten Menschen, ob medizinisch interessiert oder nicht, wissen in etwa, welche Aufgaben und Funktionen unser Herz, unsere Lunge, unser Verdauungstrakt und unser Großhirn haben. Und dass, wenn sie nicht mehr funktionieren, es mit dem Leben schwierig werden kann. Darüber hinaus flacht das Interesse aber ziemlich schnell ab. Warum eigentlich wollen wir den Körper nicht in allen Einzelheiten kennenlernen? Warum haben wir für all die wesentlichen Details in unserem Körper, die uns jeden Tag atmen, Treppen steigen, schlafen oder gut riechen und schmecken lassen, so wenig Interesse und Verständnis, so wenig Bewunderung und Wertschätzung? Auch darauf haben wir versucht, eine Antwort zu finden.

Bei unseren Recherchen haben wir uns leiten lassen von unseren neugierigen Fragen. Wir haben Anatomie- und Physiologiebücher gewälzt und Fachartikel gelesen. Vor allem aber haben wir das Gespräch mit Experten gesucht, die tagtäglich mit den ausgesuchten Organen und Strukturen zu tun haben. Wir haben sie gebeten, uns zu erzählen, was sie an dem jeweiligen Körperteil besonders fasziniert. Für was es eine herausragende Stellung im Körper hat, wie es funktioniert, warum es unverzichtbar ist und oftmals unterschätzt wird und was wir ihm Gutes tun können.

Die Antworten haben uns manchmal überrascht und immer mitgerissen. Nach jedem Kapitel, das wir geschrieben hatten, dachten wir: Spannender kann es doch gar nicht mehr werden. Etwas noch Raffinierteres kann sich der Körper doch gar nicht überlegt haben. Und jedes Mal wurden wir von Neuem verblüfft.

Besonders erstaunt waren wir auch, was man alles noch nicht über den Körper weiß. Warum wir zum Beispiel Nasennebenhöhlen haben, ist nicht abschließend geklärt, und genauso wenig hat man im letzten Detail verstanden, wie die Verschaltungen im Hirnstamm funktionieren. Auch bei der Funktion der Eileiter ist der Körper dem menschlichen Begreifen noch ein paar Schritte voraus.

Wir haben bewusst keine Fragen gestellt, die sich aus hochtrabenden wissenschaftlichen Erkenntnissen geformt haben. Wir haben einfach der Lust am Entdecken freien Lauf gelassen und unserer Faszination darüber, was alles in uns steckt.

Bleibt die Frage, warum wir uns ausgerechnet für die Vorstellung genau der zwanzig Organe und Strukturen entschieden haben, die Sie in diesem Buch finden. Ganz einfach: Es waren die, die uns am meisten beeindruckt und die bei Freunden und Verwandten ebenfalls großes Interesse geweckt haben. Wir nähern uns diesen zwanzig Protagonisten dabei so, wie man einen fremden Menschen kennenlernt. Interessiert, offen für das, was er von sich zeigt, zunächst rein oberflächlich und dann auch in der Tiefe. Wir wandern in diesem Buch durch den Körper wie durch ein mehrstöckiges Haus. Es ist aber völlig Ihnen überlassen, ob Sie die Hausbesichtigung im Keller oder lieber im Dachgeschoss beginnen. Sie können auch vom ersten Stock in den dritten und zurück in den zweiten Stock springen. Jedes Kapitel in diesem Buch steht für sich. Es ist eine Aneinanderreihung von Geschichten über die Faszination Menschsein. Porträts über unverzichtbare Bestandteile unseres Organismus. Jedes Organ, jede Körperstruktur wird Ihnen vorgestellt mit ihren Stärken und ihren Schwächen.

Mit der Auswahl der Organe und Strukturen erheben wir keinen Anspruch auf Vollständigkeit. Wir wissen, es gibt noch so viel mehr zu erkunden in uns selbst. Außerdem dreht sich die Welt der Wissenschaft und Medizin stetig weiter. Was heute der neuste Forschungsstand war, kann schon in einigen Monaten veraltet sein. Was heute noch ein Rätsel ist, wird morgen vielleicht durch einen klugen Einfall aufgedeckt. Und auch die Evolution hat ihre Arbeit nicht eingestellt. Vielleicht schauen Menschen irgendwann auf unsere Zeit zurück und fragen sich:

Wie, die hatten noch Weisheitszähne? Vielleicht verstehen wir selbst aber schon bald sehr viel mehr, denn wir leben in einer Zeit, in der sich der Blick auf den Körper zu ändern beginnt. Noch sind es vor allem Indizien, die darauf hindeuten, dass wir mehr sind als bloße Materie. Noch sind es vereinzelte, aber doch wissenschaftliche Entdeckungen in jungen Fachrichtungen wie der Psychoneuroimmunologie und der Epigenetik, die zu bestätigen scheinen, wovon traditionelle und damit in der Regel ganzheitliche Heilmethoden schon immer ausgegangen sind: Alles im Körper ist mit allem verbunden, und wir selbst sind verbunden mit der Welt um uns herum. Nichts und niemand ist letztlich isoliert. Der Mensch besteht zudem nicht nur aus Körper, sondern auch aus Seele und Geist, aus Bewusstsein. Und darüber wirken wir offenbar stärker auf unseren physischen Körper ein, als wir lange dachten. In diese neuen Forschungsansätze möchten wir Ihnen im Kapitel »Von Ötzi bis Epigenetik« einen Einblick geben.

Trotz der medizinischen Details: Dieses Buch ist kein Lehrbuch. Es ersetzt auch nicht den Besuch bei einem Arzt oder einem anderen medizinischen Experten. Nur sie können individuell die richtige Diagnose stellen und eine stimmige Therapie einleiten.

Ohnehin wird in der Medizin immer mehr der Weg des »gemeinsamen Entscheidens« beschritten. Der aufgeklärte Patient bestimmt aktiv mit, was mit ihm geschieht, welche Diagnostik und Therapie durchgeführt wird. Die Vorstellung, der Halbgott in Weiß am Bettende sagt mir, was mir fehlt, was ich tun kann und wie meine Chancen stehen, wieder fit zu werden, hat ausgedient. Der Patient soll erstens verstehen und zweitens mitbestimmen, was mit ihm geschieht. Das ist der richtige Weg. Wir sind verantwortlich für unseren eigenen Körper.

Das, was wir lernen durften beim Schreiben dieses Buches, möchten wir mit Ihnen teilen. Und vielleicht haben wir ja Fragen gestellt und beantwortet bekommen, die Sie auch schon einmal umgetrieben haben oder die Sie zumindest auch interessant finden. Etwa ob der Bauchnabel nach der Geburt noch irgendeinen Nutzen hat? Oder wussten Sie, dass das Herz eine Drüse ist, und unsere Drüsen uns wie ein Autopilot steuern? Ach, und dass man mittlerweile davon abkommt, den Blinddarm, auch gern mal vorsorglich, rauszunehmen, weil man vermutet, dass das menschliche Immunsystem unter einem fehlenden Blinddarm leiden würde?

Man kann wirklich schnell ins Staunen kommen, in welcher Perfektion unser Körper physikalische, physiologische und chemische Gesetzte anwendet. Ja, wir können wirklich stolz und ehrfürchtig sein angesichts dessen, was unser Organismus jeden Tag für uns leistet – und das in den meisten Phasen unseres Lebens tagein, tagaus, rund um die Uhr, ganz still und leise ohne Murren.

Wir hoffen, dass dieses Buch dazu beitragen kann, dass Sie sich (mehr) für Ihren Körper begeistern, Ihr Verständnis für seine Funktionsweisen wächst und auch für seine möglichen Schwächen. Dass Sie nach der Lektüre genauer hinhören und verstehen, was er Ihnen sagen will, und auch Geduld haben, wenn eine Heilung mal etwas länger dauert, weil Sie zu schätzen wissen, was alles 24 Stunden am Tag ganz wunderbar funktioniert. Dass Sie stärker darauf vertrauen, dass Ihr Körper schon weiß, was er braucht und es Ihnen mitteilt. Dass Ihr Respekt für seine Intelligenz wächst und dass Sie dadurch leichter Verantwortung für ihn übernehmen. Und wenn Sie durch die Lektüre motiviert sind, direkt etwas für sich, Ihren Körper oder vielleicht sogar ein bestimmtes Organ zu tun – Anregungen dazu finden Sie im Kapitel »Partnerübungen« am Ende des Buches: praktische Tipps und Anleitungen für unseren engsten Partner, mit denen Sie gezielt auf seine Bedürfnisse eingehen können.

Wir sind davon überzeugt: Hat man erst einmal verstanden, was in unserem Körper wie funktioniert, wächst der Respekt vor diesem Kunstwerk und man lässt von schädlichem Verhalten wie etwa dem Rauchen eher ab als durch so manches Ekelbild auf der Zigarettenpackung.

Für ein besseres Körperverständnis:
Perspektiven aus zwei Welten
Gesundheitsbewusst leben, möglichst lange fit sein, sich richtig ernähren – wir leben in einer Gesellschaft, die durchaus interessiert ist an Leib und Seele, an Krankheit und Wohlbefinden. Aber meistens beschäftigen wir uns nur mit bestimmten Gesichtspunkten und oft ohne Berücksichtigung innerer Zusammenhänge. Wir kaufen Bücher zu veganer Ernährung, zur Funktionsweise des Darms und des Herzens. Wir schauen Videos, die uns helfen, starke Rücken- und Bauchmuskeln zu bekommen, gehen in Yogakurse. Wir machen mehrtägige Fasten- und Entspannungskuren oder schmieren uns Peelings auf die Haut. Schmerzt das Ohr, holen wir uns ein Medikament, das möglichst schnell wirkt. Sind Muskeln verletzt, rennen wir zum Physiotherapeuten. Uns nur mit Ernährung zu beschäftigen oder Sport, nur die Ausdauer oder nur die Muskulatur zu trainieren, nur gesund zu essen, aber nicht genug zu schlafen – all das hat jedoch nur punktuelle Wirkung.

Unser Körper ist ein Gebilde, in dem ein Rädchen ins andere greift. Hängt eins der Rädchen, dreht es sich nicht mehr schnell genug oder fällt es ganz aus, kann das den ganzen Organismus in Mitleidenschaft ziehen. Er ist ein fein ausgeklügeltes System. Reine Selbstoptimierung und isolierte Wahrnehmung einzelner Aspekte gehen an den wahren Bedürfnissen des Körpers vorbei.

Um aber wirklich gesundheitsbewusst zu leben, um zu verstehen, was hinter einem bestimmten Leiden steckt, und warum es manchmal Zeit braucht zu heilen, benötigen wir mehr als ein Schubladendenken. Es braucht ein vollständiges, ganzheitliches Verständnis für die Funktionen und Abläufe im eigenen Körper. Dieses Buch ist ein Anfang dazu.

Um den Körper möglichst vielschichtig zu beschreiben, war es uns daher wichtig, seine Organe und Strukturen sowohl aus schulmedizinischer als auch komplementärmedizinischer Sicht zu betrachten. Beides ergänzt sich, der Blick ins Detail verbindet sich mit dem auf den Gesamtzusammenhang. Das rein Körperliche wäre unvollständig, würden wir Geist und Seele nicht mit dazu holen, wie es in den letzten Jahrzehnten für immer mehr Menschen wichtig geworden ist und wie es auch in Deutschland bis zur Aufklärung vor rund 300 Jahren üblich war. Deshalb finden Sie in jedem Kapitel auch Passagen etwa aus der Sicht der Osteopathie, der Anthroposophischen Medizin, der Traditionellen Chinesischen Medizin (TCM) oder auch des ebenfalls jahrtausendealten indischen Ayurveda. Sie alle ermöglichen einen anderen, tieferen Blick auf Organe und Körperstrukturen und helfen, sie besser zu verstehen. In der TCM etwa werden Bezüge zu Emotionen und zur »Energie« im Organismus hergestellt, was für die Wissenschaft oft nicht nachvollziehbar ist – aber medizinische Erfolge nachweisen kann. Klar, niemand würde sich heute mit einer Auflage aus Kräutern zufriedengeben, wenn er sich das Bein gebrochen hat. Aber warum nicht nach einer Operation unter Vollnarkose die Selbstheilungskräfte des Körpers etwa mit pflanzlichen oder homöopathischen Mitteln unterstützen? Bei Rückenschmerzen ist eine korrekte Diagnose sinnvoll, sie sollte aber den Einfluss möglicher belastender Gedanken und Gefühle nicht außer Acht lassen.

Wir Autorinnen sind beide davon überzeugt, dass die Verbindung aus Schul- und Komplementärmedizin wichtig ist, um den Körper vollends zu verstehen und pfleglich mit ihm umzugehen. Zudem geht der Trend dahin, die beiden medizinischen Ansätze zu verbinden und Patienten ganzheitlich zu behandeln. Aus diesem Grund finden Sie in jedem Kapitel neben der schulmedizinischen Betrachtungsweise immer auch eine ganzheitliche Perspektive. Und die beginnt schon beim Titel.

Leber an Milz. Wir hätten auch schreiben können: Magen an großen Zeh, da im Körper alles miteinander verbunden ist, mit der Haut als äußerer Grenze. Ein eingeknicktes Fußgewölbe schränkt nicht nur den Fuß ein, es kann auch Auswirkungen haben auf das Knie, die Hüfte, sogar die Schulter. Aus schulmedizinischer Sicht haben Leber und Milz auf den ersten Blick nicht viel miteinander zu tun, sieht man aber genauer hin, zeigt sich: Beide liegen im Oberbauch, rechts die große Leber, links die deutlich kleinere Milz. Deren Abbauprodukte gelangen über eine Vene zur sogenannten Pfortader, in die auch eine Vene aus dem Dünndarm mit Nährstoffen aus der Nahrung mündet. Durch die Pfortader wiederum fließt beides zur Leber, die Förderliches in den großen Blutkreislauf einspeist, damit es im Körper verteilt wird, Schädliches und Unbrauchbares aber zur Ausscheidung weiterschickt. So erhält die Leber von der Milz auch den roten Blutfarbstoff Hämoglobin, der beim Zerlegen alter roter Blutkörperchen anfällt. Die Leber verwendet ihn für die beiden Gallenfarbstoffe Bilirubin (gelb) und Biliverdin (grün), die den Stuhl färben und mit ihm den Körper verlassen.

In der Traditionellen Chinesischen Medizin (TCM) betrachtet man den Körper ohnehin als ein System, in dem alles miteinander in Beziehung steht. Als das Zusammenspiel verschiedener Energien, die sich auch in Organen wie Leber und Milz manifestieren. Das Verhältnis dieser beiden lässt sich, stark vereinfacht und bildlich gesprochen, in etwa so beschreiben: Die Leber gilt als »General«. Ist sie gesund, fällt es uns leicht, etwas zu planen und die richtigen Entscheidungen zu fällen – wofür die Gallenblase als »korrekter Beamter« zuständig ist. Ein Beispiel: Sie wollen heute Abend noch ins Kino gehen. Dafür brauchen die Muskeln Energie, die wiederum von der Milz (der »Vorratskammer«) freigegeben und verteilt wird, nachdem der Magen sie hergestellt hat. Zusammen mit dem Magen repräsentiert die Milz das Erdelement oder »die Mitte«, die Versorgungsstruktur in uns. Ist die Milz schwach, rafft man sich dann eben doch nicht noch mal auf, da kann die Leber noch so drängeln (»Wär doch schön, ach, mal wieder ins Kino, ich sollte doch …«). Kommt das einmal vor, hatte die Leber vielleicht nur ein zu fettes Mittagessen. Kann man sich jedoch zu gar nichts mehr motivieren und fühlt sich energielos, könnte eben auch eine »Mittenschwäche« dahinterstecken. Und eine Milz, die bei der kleinsten Aufforderung, aktiv zu werden, entsetzt protestiert – eben wie auf dem Cover dieses Buches.

Wie kann das denn passieren?
Ein medizinisches Beispiel aus dem Alltag
Jeder kennt aus seinem Bekanntenkreis bestimmt Geschichten wie diese: Ein Mann kommt mit einem unkomplizierten Bruch am Mittelfuß ins Krankenhaus. Der Bruch wird problemlos ambulant operiert, doch die Operationswunde will einfach

nicht heilen. Noch Wochen nach dem Eingriff schmerzt und nässt die Wunde, sie hat sich infiziert. Der Mann entwickelt Fieber, muss wieder ins Krankenhaus. Er benötigt jetzt Antibiotikainfusionen, und die Wunde wird mit speziellen Verbandsstoffen behandelt. Das Bein soll möglichst ruhig gestellt werden, damit es besser heilen kann. Aus diesem Grund liegt der Mann meist im Bett. Schon die Wochen davor hat er sich aufgrund des Bruchs deutlich weniger bewegt als sonst im Alltag. Nach einigen Tagen in der Klinik merkt er, dass er kurzatmig ist. Die Ärzte sagen, dass sich Wasser in der Lunge gesammelt hat, das mit einer Punktion herausgezogen werden muss. Mit einem EKG-Gerät und Ultraschall wird das Herz regelmäßig überprüft. Sollte die Atemnot zunehmen, müsste der Mann vielleicht sogar auf die Intensivstation. Doch das bleibt ihm erspart. Mit Medikamenten und Sauerstoffgabe bekommen die Ärzte die Kurzatmigkeit wieder in den Griff. Auch die Wunde am Bein heilt allmählich. Der Mann kann sich wieder mehr bewegen. Er wird aus der Klinik entlassen. Es folgt eine Reha-Maßnahme: Ihm fehlen Kraft und Vitalität, Muskeln müssen wieder aufgebaut werden. Bekannte sagen hinter vorgehaltener Hand, der Mann sei lange nicht mehr so fit wie vor dem Bruch am Fuß und fragen sich: Was ist da nur schiefgelaufen? Wie kann denn ein kleiner operierter Bruch am Fuß solche Folgen haben?

Sicher, diese Krankengeschichte ist sehr abgekürzt und auf ein Minimum an medizinischen Informationen reduziert, aber sie zeigt, wie im Körper eins mit dem anderen zusammenhängt. Vermutlich litt der Mann schon vor dem Bruch am Fuß unter einer deutlichen Durchblutungsstörung der Beine. Das heißt, seine Blutgefäße im Bein waren so verengt, dass das Blut nicht mehr ungehindert fließen konnte und nicht ausreichend bis in die letzten Winkel des Fußes kam. Eine gute Durchblutung ist aber wichtig, damit eine Wunde heilt. Blut bringt an eine verletzte Stelle all das, was zum Gesundwerden notwendig ist: Sauerstoff, Abwehr- und Immunzellen, Nährstoffe. Warum die Blutgefäße des Mannes so verengt sind, darüber lässt sich nur spekulieren: Rauchen, Übergewicht, Diabetes, genetische Faktoren – alles ist möglich, zumal in Kombination. Auf jeden Fall konnte der Körper offensichtlich die schlechte Durchblutung am Fuß noch ausgleichen, solange es nicht zusätzlich noch eine Wunde zu versorgen gab. Die plötzliche Verletzung jedoch verlangte eine bessere Durchblutung, da kam der Körper an seine Grenzen. Beschwerden hatte der Mann vorher vermutlich weniger wahrgenommen. Oder er hat sie, wie etwa Luftnot bei Anstrengung, gekonnt ignoriert.

Wer unter einer Durchblutungsstörung der Beine leidet, hat meist auch eine allgemeine Arteriosklerose. Das heißt, zahlreiche Gefäße im Körper sind nicht mehr ganz in Schuss, sie sind, wie man sagt, »verstopft«. Die Folge ist, dass auch andere Körperregionen nicht mehr optimal durchblutet werden, unter anderem das Herz. Aufgrund des gebrochenen Fußes, der Komplikationen durch eine nicht heilen wollende Wunde und des Fiebers als Resultat der Infektion ist der Körper des Mannes in ein Stressgeschehen geraten. Nicht nur die Durchblutung am Fuß kam dadurch an ihre Grenzen, sondern dann auch die des Herzens. Wird das Herz nicht mehr ausreichend mit Sauerstoff versorgt, lässt seine Pumpkraft nach. Das kann wiederum zur Folge haben, dass sich Wasser in der Lunge sammelt, was das Atmen beträchtlich einschränkt.

Dieses Beispiel soll deutlich machen, wie das System Körper aufeinander abgestimmt ist. Damit alle Zellen im Körper gut miteinander kommunizieren können, braucht es einen, der sich um das Wohlergehen des Ganzen kümmert. Und das sind Sie. Denn hier geht es um nicht weniger als um die mit Sicherheit längste Beziehung Ihres Lebens.

Unser Körper begleitet uns von Anfang bis Ende. Bis dass der Tod uns scheidet, Trennung auf Probe ausgeschlossen. Und es ist wie im echten Leben: Je besser wir jemanden kennen und je mehr wir verstehen, was er sich von uns wünscht und darauf eingehen, umso erfüllter ist die gemeinsame Beziehung. Umso mehr wird der andere uns geben. Unser Buch möchte dazu einen Beitrag leisten. Wir hoffen, dass unsere Begeisterung für das Wunderwerk Körper bei der Lektüre dieses Buches auch auf Sie überspringt, und wünschen Ihnen nun viel Freude beim Date mit Ihrem eigenen Körper.

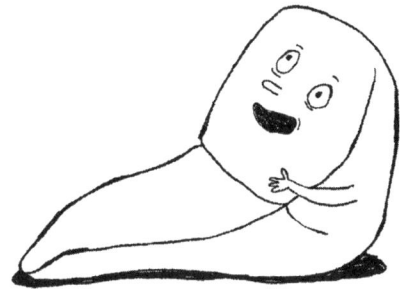

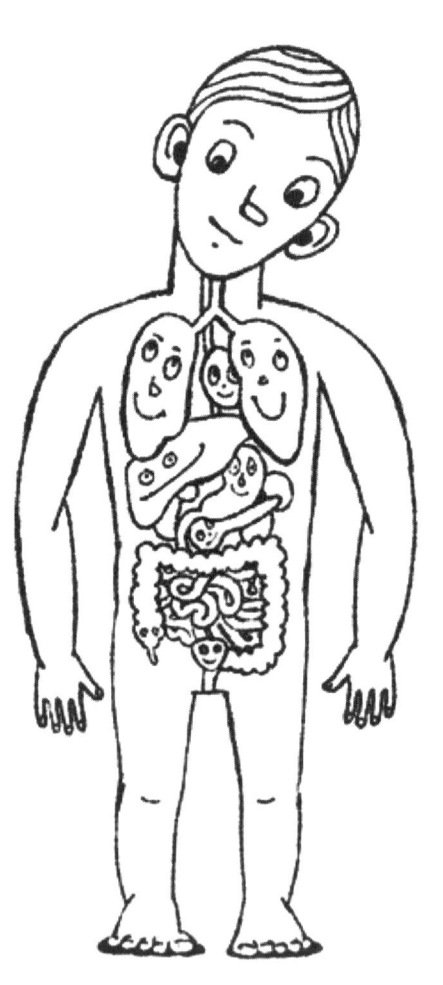

UNSER KÖRPER

Kennenlernen in Etappen

Für eine bessere Übersicht haben wir den Körper
untergliedert in »Ganz oben: Kopf und Hals«,
»Mittendrin: Brustkorb und Rücken, Bauch und Becken« sowie
»An den Ecken und Enden: Arme und Hände, Beine und Füße«.
Wir erforschen zunächst jeweils eine dieser Regionen,
wie sie aufgebaut ist und was ihre spezielle Aufgabe ist.
In den dazugehörigen Kapiteln geht der Blick dann immer tiefer,
hin zu einzelnen Organen und Strukturen. Beginnen wir aber
mit dem kleinsten Baustein unseres Körpers.

Überall: DIE ZELLE

Womit alles anfängt

Nehmen Sie doch mal einen Stift und einen Zettel zur Hand und malen Sie einen Menschen aufs Papier. Ganz spontan. Sie können die Aufgabe auch an Ihr Kind oder Ihren Arbeitskollegen weitergeben. Aber wetten: Egal wer den Stift zur Hand nimmt, in allen Fällen besteht der gemalte Mensch aus ein paar Strichen und Kugeln, die aneinander gezeichnet sind. Je nach künstlerischem Talent und Vorlieben gerät das Bild detailgetreuer und ausgeschmückter. Es bleibt am Ende aber eine Figur, die aus mehr oder weniger großen Strukturen besteht. So stellen wir uns den menschlichen Körper nun einmal ganz grob vor, zumindest wenn wir nicht viel Zeit zum Nachdenken haben. Was wir dabei völlig ignorieren: Tatsächlich besteht ein erwachsener Mensch aus rund hundert Billionen winziger Zellen, aus denen sich die größeren Strukturen erst bilden. Letztlich sind wir nur ein einziger, riesengroßer Zellhaufen.

In den Zeiten, als noch keine Mikroskope eingesetzt wurden, wusste man das aber nicht. Damals ist man wirklich davon ausgegangen, dass sich der Mensch wie ein Lego-Baukasten aus Beinen, Armen, Flüssigkeiten und Gewebe zusammensetzt. Dann aber, durch den Blick in das Objektiv, zeigte sich, es gibt viel kleinere Strukturen, die ein Lebewesen ausmachen: eben die Zellen. Im Durchschnitt ist eine menschliche Zelle rund ein bis dreißig Mikrometer groß. Sie besteht vor allem aus Wasser und Proteinen.

Der englische Wissenschaftler Robert Hooke entdeckte 1665 in einem mikroskopischen Präparat der Korkeiche als Erster die Pflanzenzelle und führte damit den Begriff »Zelle« in die Wissenschaft ein. Von da an nahm die Zellforschung ihren Lauf.

Schon im Biologieunterricht in der Schule lernt man, dass der Beginn des Lebens eine Verschmelzung zweier Zellen ist, nicht mehr und nicht weniger. Umso unvorstellbarer ist es, dass daraus am Ende ein ganzer Mensch entsteht. Gleich am Beginn der menschlichen Entwicklung trifft eine der kleinsten Zellen des Menschen, nämlich das männliche Spermium, auf die größte menschliche Zelle, die weibliche Eizelle. Aus dieser Verschmelzung entwickeln sich dann durch Teilung alle anderen Zellen des Menschen. Insgesamt trägt er am Ende etwa 200 verschiedene Zellarten in sich: Nervenzellen, Blutzellen, Hautzellen, Sinneszellen, Knochenzellen und so weiter. Aber woher weiß eine Zelle eigentlich, für was sie zuständig ist?

In seiner frühen Entwicklungsphase besteht der Mensch aus sogenannten embryonalen Stammzellen, die sich noch zu praktisch allen spezifizierten Zellen weiterentwickeln können. Es sind Allrounder. Ihre Entwicklungspotenz engt sich dann im Laufe der Zeit im Mutterleib etwas ein. Übrig bleiben vor allem sogenannte pluripotente Stammzellen. Das sind Zellen, die zwar darauf festgelegt sind, eine Nerven- oder Blutzelle zu werden, aber noch flexibel genug sind, sich in diesem Rahmen in alle Richtungen zu entwickeln. Diese Schritte von der embryonalen zur pluripotenten und dann zur ausdifferenzierten Zelle werden von zahlreichen Faktoren beeinflusst, genetische, intrazelluläre und hormonelle, aber auch die Umgebung, in der die Zelle heranreift, hat ihre Auswirkungen darauf.

Dieses Phänomen der Ausdifferenzierung lässt sich vielleicht ganz gut mit einem Beispiel veranschaulichen: Kennen Sie die Reihenhaussiedlungen, die im Moment überall in den Großstädten entstehen? Wo jedes Haus erst einmal von außen und innen genau gleich aussieht und aufgebaut ist? Der Clou aber ist: Wie es am Ende von den Eigentümern genutzt wird, hängt von vielen Details ab. Zieht etwa eine Familie ein, werden die Zimmer als Kinderzimmer genutzt, vielleicht wird das Dach sogar noch ausgebaut, weil Platz nötig ist. Zieht nur ein Paar ein, das ausreichend Platz vorfindet, wird vielleicht eine Sauna in den Keller gebaut, der Garten mit einer Hecke umzogen, eine Wand rausgerissen. Zieht eine Firma ein, werden die Räume zu Büros, alle Bäder zu Toiletten umgestaltet. Innere und äußere Faktoren bestimmen also am Ende, was das Reihenhaus ausmacht, wie es aussieht, für was es nützlich ist. Im ganz Groben läuft das auch bei der Zelldifferenzierung ab.

Auch wenn sich die verschiedenen Zellen im Körper also durch unterschiedliche Aufgaben in Form und Funktion unterscheiden können – manche sind langgezogen wie eine Nervenzelle, manche haben zusätzliche Strukturen wie die Drüsenzelle, um Sekrete oder Hormone zu speichern –, sind sie im Grunde gleich aufgebaut, ein kleiner Kosmos, abgeschlossen zur Außenwelt durch eine Zellmembran. Dieser kleine Kosmos kann Energie herstellen, hat Transportwege und produziert Proteine. Außerdem besitzt jede Zelle im Zellkern, ganz eng zusammengefaltet, den gesamten genetischen Bauplan für das Lebewesen, zu dem es gehört. Dieser wäre beim Menschen ausgerollt fast zwei Meter lang. Zur Erinnerung: Die gesamte Zelle selbst ist nur wenige Mikrometer groß, der Zellkern, je nach Größer der Zelle, entsprechend kleiner. Würde man die DNA aller Zellen unseres Körpers aneinanderreihen, entspräche das tausend Mal der Strecke von der Erde zur Sonne. Tausend Mal 149 600 000 Kilometer, das macht knapp 150 Milliarden Kilometer.

Der erwachsene Mensch besitzt übrigens keine embryonalen Stammzellen mehr, er hat sogenannte adulte Stammzellen. Diese Zellen kommen in den unterschiedlichen Geweben vor und haben leider die Eigenschaft als Vielseitigkeitskünstler verloren. Aber etwas flexibel sind sie schon noch. Je nachdem in welchem Gewebe sie sitzen, können sie sich zu Zellen genau dieses Gewebes ausdifferenzieren. Also adulte Stammzellen in der Haut zu Hautzellen, adulte Stammzellen in der Leber zu Leberzellen. Das passiert nicht nur, wenn wir uns beispielsweise geschnitten haben und Gewebe an der Haut ersetzt werden muss. Unsere Zellen im Körper erneuern sich ständig, manche schneller, manche langsamer. Beim erwachsenen Menschen sterben in jeder Sekunde 50 bis 70 Millionen Zellen ab und müssen durch die gleiche Anzahl ersetzt werden. Und das geschieht ohne unser bewusstes Zutun, vollkommen unbemerkt.

Eine Zelle im Dickdarm lebt etwa 10 Tage. Rote Blutkörperchen existieren etwa 120 Tage, Nierenzellen etwa 286 Tage. Schweißdrüsenzellen erneuern sich das ganze Leben nicht. Ein ständiger, gigantischer Erneuerungsprozess, der permanent in uns abläuft, ohne dass wir ihn überhaupt bemerken. Wollten

DIE ZELLE 31

wir ihn gar bewusst steuern, wären wir vollkommen überfordert und zu einem normalen Alltag nicht mehr in der Lage. Doch auch die Natur hat ihre Grenzen: Weil mit den Jahren weniger Zellen ersetzt werden als ursprünglich vorhanden waren, altern wir.

Zellen sind also winzige Bausteine mit unterschiedlichen Funktionen. Einige schließen sich zu Gemeinschaften zusammen, bilden Gewebe und erfüllen gemeinsam eine Aufgabe, verfolgen ein Ziel für das große Ganze. Solche Funktionseinheiten nennt man dann Organe oder Körperstrukturen. Einige davon stellen wir in den folgenden Kapiteln vor. Vielleicht behalten Sie dafür im Hinterkopf: Die Grundlage all dessen, was diese Organe und Strukturen für uns im täglichen Leben leisten, steckt in jeder einzelnen Zelle.

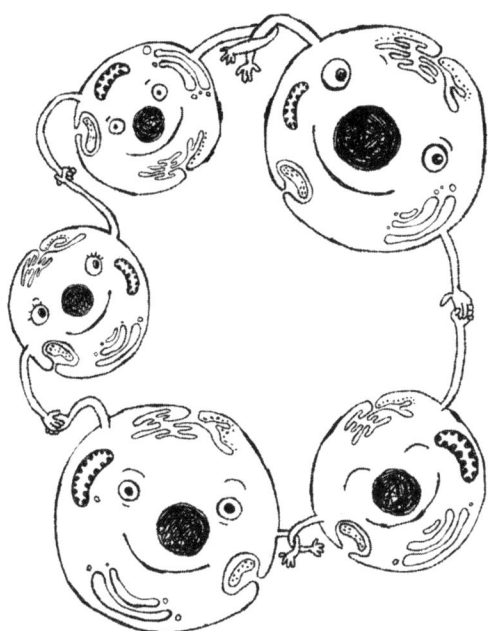

Ganz oben:
KOPF UND HALS

Der Mensch kommt, wenn alles nach Plan läuft, als Erstes mit dem Kopf auf die Welt. Das macht Sinn, weil der Kopf und die Schultern im Verhältnis zum restlichen Körper des kleinen Wesens besonders groß sind. Und ist diese Körperregion bei der Geburt erst mal durch den engen Geburtskanal durch, »flutscht es dann oft einfach«, wie Gynäkologen gern sagen.

Aber lenkt man den Blick einmal von dieser rein technischen Seite des Geburtsvorgangs weg, gibt es auch noch einen weiteren Vorteil, wenn der Kopf zuerst in dieser Welt ankommt. Damit ist nämlich das Wichtigste des Menschen schon mal draußen: Die Nase, um nach Luft zu schnappen, das Gehirn, das mit Sauerstoff versorgt wird, und die Sinnesorgane. Denn der Kopf beherbergt nicht nur die Schaltzentrale des Menschen, das Gehirn mit all seinen Bausteinen, sondern außer dem Tastsinn auch alle anderen Sinne. Im Kopf sitzt unser Bewusstsein, dort wird entschieden, was wir wahrnehmen, wie wir sind und wie wir handeln. Unser Gesicht kann all dem, was wir denken, eine Mimik, eine Stimme, einen Ausdruck geben.

Der menschliche Kopf besteht aus dem Gesichtsschädel und dem Hirnschädel. Dabei umgibt der knöcherne Hirnschädel (Mitte und hinten) das Gehirn, der Rest macht die Form unseres Gesichts aus.

Der Hirnschädel besteht aus sieben Knochenplatten, der Gesichtsschädel aus fünfzehn (manchmal variieren diese Angaben in der Literatur). Mit der Geburt sind diese Knochenplatten noch nicht fest miteinander verwachsen, sondern durch sogenannte Fontanellen – bindegewebige Strukturen zwischen den Knochen – verbunden. Fünf dieser sechs Fontanellen schließen sich gleich in den ersten Wochen nach der Geburt, die vorderste, die ganz grob in der Mitte, oberhalb der Stirn liegt, schließt sich jedoch erst vollständig mit dem zweiten Lebensjahr. Es kommt also niemand als Dickschädel auf die Welt.

Die Fontanellen sind wichtig, damit das Gehirn des Säuglings ausreichend Platz hat zu wachsen. Es breitet sich nämlich deutlich schneller aus als die Schädelknochen. Täglich lernen Säuglinge und Kleinkinder dazu, dieses Wissen muss ja irgendwo seinen Platz finden.

Während der ersten zwei Lebensjahre verändert sich auch die Gesichtsform von Kindern oft deutlich. Sah der Junge nach der Geburt ganz wie die Mama aus, lächelt er nun nach einigen Monaten wie der Papa. Zu diesen äußeren Veränderungen trägt das Wachstum des Gesichtsschädels bei, die Zähne bohren sich ihren Platz im Kiefer, Nasennebenhöhlen und Augenhöhlen wachsen.

Lernen, Erinnern, Bewegen, Fühlen, Denken, Schlafen, Planen – alles, was uns und unser Dasein ausmacht, findet seine Verankerung an irgendeiner Stelle in unserem Gehirn. Wie in einem kleinen Städtchen, wo jeder seine Aufgabe hat, der Bäcker, der Metzger, die Feuerwehr, wo der Bürgermeister das große Ganze im Blick hat und der Lehrer die Kleinsten ausbildet, so hat jede Hirnregion ihre Zuständigkeiten und Aufgaben, damit das Zusammenleben im Körper auch funktioniert.

Die drei größten Strukturen im Gehirn sind das Großhirn, das Kleinhirn und der Hirnstamm. Das Kleinhirn ist zuständig für das Gleichgewicht und die Bewegungen der Muskeln. Der Hirnstamm steuert lebenswichtige Funktionen und das Großhirn koordiniert alle Informationen, Befehle und Vorhaben, die aus dem restlichen Körper dort ankommen. Diesen Strukturen untergeordnet sind zahlreiche Areale und Zentren, die etwa für das Sprechen, Sehen oder die Emotionen verantwortlich sind.

Natürlich besteht unser Kopf nicht nur aus Knochen und Gehirnmasse, sondern auch aus Nerven, Haut, Blutgefäßen, Haaren und Muskeln. Dabei werden die Kopfmuskeln unterteilt in mimische Muskulatur, Kaumuskulatur, Zungenmuskeln und Gaumenmuskulatur. Sind wir sauer, erfreut oder traurig, trägt unsere mimische Muskulatur dazu bei, dass das unsere Mitmenschen auch mitbekommen. Sie ist außerdem dafür da, dass wir Mund, Nasenflügel und Augenlider öffnen und schließen können. Kau-, Zungen- und Gaumenmuskeln verraten eigentlich schon mit ihrem Namen, welche Aufgabe sie im Körper erfüllen. Kaumuskeln und die Muskeln des Augenlids sind übrigens die ersten, die nach dem Tod des Menschen erstarren.

Damit wir zu Lebzeiten den Kopf drehen, zustimmend nicken oder abwertend verneinen können, braucht es die Halsmuskeln. Sie halten und bewegen Schädel und Gehirn. In Lehrbüchern über diese Muskelgruppen findet man Einteilungen nach oberflächlichen Muskeln, mittleren und tiefen. Besonders häufig spüren wir die Nackenmuskeln am Hals. Unser heutiger Lebensstil mit stundenlangem Ausharren vor dem Computer lässt die Nackenmuskulatur häufig vor Anspannung schmerzen. Wer sicher ist, dass keine Verletzungen der Grund für diese Beschwerden sind, kann manchmal ganz ohne komplizierte Übungen den Nacken entspannen. Etwa durch langsames Kreisen des Kopfes und der Schultern, jeweils nacheinander, in beide Richtungen, und das am besten mehrmals am Tag.

Das Gehirn ist uns übrigens sehr dankbar, wenn wir ihm die richtige Mischung aus Anreize und Ruhe bieten. Ein Leben lang freut es sich daran, etwas Neues zu lernen und damit neue Verknüpfungen der Nervenfasern herzustellen. Um das Neuerarbeitete aber nicht gleich wieder zu vergessen, sondern es im Gegenteil richtig zu integrieren, benötigt es auch genügend Ruhephasen und Schlaf. Unser Gehirn macht uns tatsächlich über Nacht klug.

HIRNSTAMM – DAS BASISLAGER

Schaut man sich an, wie die Infrastruktur unseres Körpers tagein, tagaus funktioniert, ohne dass es zu Komplikationen, Verzögerungen im Ablauf oder Totalausfällen kommt, ist man versucht, die Mitarbeiterschaft der Deutsche Bahn gesammelt zu einer neurologischen Fortbildung anzumelden. Vom Organisationstalent des Hirnstamms könnte nämlich so mancher Bahnmitarbeiter noch etwas lernen – Logistik, die etwa verhindert, dass Züge mit Verspätung einfahren, Wagen andersherum aufgereiht werden oder Züge einfach gar nicht erst losfahren. Der Hirnstamm des Menschen ist seine Schaltzentrale, ein Verkehrsknotenpunkt aus Fleisch und Blut.

Bis uns bewusst wird, dass wir den Kopf schief halten, ein Ball auf uns zufliegt, der Wind die Tür zuknallt oder wir kräftiger zubeißen müssen, weil das Brot schon alt ist, hat der Hirnstamm bereits einiges geleistet. Er hat die Informationen des Gleichgewichtsorgans verschaltet, die Wahrnehmung der Sehnerven an die richtige Stelle geschickt, die Eindrücke beider Hörnerven gemeinsam weitergeleitet, unsere Hand reflexartig vor die Augen gezogen und unsere Kaumuskeln schon zigmal innerviert.

Wichtigstes Werkzeug seines Tuns ist dabei die *Formatio reticularis*, die, wie der Name schon verrät, den Hirnstamm wie ein Netz durchzieht. Der Ausbau des Schienennetzes durch die Deutsche Bahn in allen Ehren, aber welche Querverbindungen, Schnelltrassen und Knotenpunkte sich in der *Formatio reticularis* mikroskopisch klein auf wenigen Zentimetern tummeln, kann nicht nur Verkehrslogistiker zum Staunen bringen.

Zehn der zwölf Hirnnerven haben im Hirnstamm ihr Kerngebiet, sozusagen ihre Homebase, die die Weitergabe der

Informationen steuert. Die Bewegungen der Augen, der Zunge und der Gesichtsmuskeln werden hier initiiert und koordiniert. Hören, Schlucken, Schwitzen, Gleichgewicht halten – das alles wäre ohne den Hirnstamm nicht möglich. Dort laufen nicht nur entscheidende Reflexe zusammen wie Lidschluss-, Husten- oder Würgereflex; auch der Schlafrhythmus und lebenswichtige Abläufe wie die Kreislaufregulation und Atmung werden auf einer nur daumengroßen Fläche kontrolliert. Alle auf- und absteigenden Nervenfasern von den Muskeln der Beine und Arme, des Darms und der Blase ziehen durch den Hirnstamm. Botenstoffe wie Dopamin, ein Neurotransmitter, der Informationen zwischen Nervenzellen ermöglicht, werden dort produziert, ebenso Teile des Hirnwassers. Die Aufgaben des Hirnstamms sind zahlreich, die *Formatio reticularis* ist dabei der Taktgeber. Sie verknüpft, was an die Großhirnrinde weitergeleitet wird oder welche Befehle von der Großhirnrinde zu den anderen Zentren kommen, welche Handlung wir also initiieren, was wir denken, fühlen und bewusst wahrnehmen.

Der Hirnstamm, um für die Mitarbeiter der Deutschen Bahn verständlich zu bleiben, ist sozusagen der Stellwerksarbeiter des Hirns. Doch ob bei der Bahn oder im Gehirn, Stellwerksarbeiter teilen das gleiche Leid: Ihre Leistung wird kaum beachtet. Die Bahn schmückt sich gern mit kreativen Bordmenüs, bequemeren Sitzen und Versprechen über komfortables Reisen. Aber kein Wort von den Stellwerken.

Und in Sachen Gehirn? Hier wird meist nur das Großhirn bewundert für seine Denkleistung, seine Erinnerungs- und Kombinationsfähigkeit, für empathisches Mitfühlen und phantasievolle Vorstellungskraft. Aber dafür, dass der unscheinbare Hirnstamm unser tägliches Überleben sichert, dass im Bahn-

Jargon ausgedrückt die Züge ohne Zusammenstoß dort ankommen, wo sie hinwollen, gibt es keinen Applaus.

Der Hirnstamm ist entwicklungsgeschichtlich der älteste Teil des Gehirns. Der Sitz des Biorhythmus. »Da gibt es zwischen Mensch und Tier kaum Unterschiede«, sagt Professorin Ghazaleh Tabatabai. Sie ist Leiterin der Interdisziplinären Sektion Neuroonkologie am Hertie-Institut für klinische Hirnforschung des Universitätsklinikums Tübingen. »Sicher, alles, was uns als Homo sapiens ausmacht, liegt nicht im Hirnstamm. Andererseits wäre ohne ihn ein Leben als Homo sapiens aber nicht möglich.«

Dass wir zwar ohne Großhirn, aber nicht ohne Hirnstamm überleben können, zeigen die anschaulichen, aber bedrückenden Geschichten von Wachkoma-Patienten. Im Zustand des Wachkomas sind die Funktionen des Großhirns durch einen Unfall, eine Blutung, eine Entzündung gestört, teilweise völlig ausgefallen. Komplexe körperliche Abläufe sind nicht mehr möglich. Das Öffnen der Augen, Schlafen, Atmen, Kauen und teilweise Schlucken aber schon, denn der Hirnstamm ist bei diesen Menschen noch voll funktionsfähig.

Dass der Hirnstamm die Grundlage für unser lebendiges Dasein ist, zeigt auch seine frühe Entwicklung beim Embryo. »Aus dem Neuralrohr, der Anlage für das zentrale Nervensystem, entwickelt sich beim ungeborenen Kind durch Zellteilung, Faltungen und Bläschenbildung das Gehirn. Groß- und Kleinhirn wachsen dabei wie die Äste eines Baumes langsam um den Hirnstamm«, sagt Tabatabai. Durch diese Lage liegt der Hirnstamm zudem geschützt vor Stürzen oder Schlägen auf den Kopf.

Beginnt die Neurologin aufzuzählen, welche anatomischen Strukturen sich auf rund sieben Zentimeter Hirnstamm ballen, hat man kurz den Eindruck, man taucht in eine verwunschene

Märchenlandschaft ein, so blumig die Namen: Höhlengrau, Vierhügelplatte, Olivenkerne, Blumenkörbchen, rote Kerne, Brücke. Doch Anatomen lieben ja die Ordnung, deshalb der Hirnstammaufbau nun in korrekter Gliederung: Stellen Sie sich vor, sie säßen in einem Zugabteil, kommend aus dem Rückenmark mit Ziel Großhirnrinde. Dann führen Sie erst entlang der *Medulla oblongata*, dem verlängerten Mark, mit den Olivenkernen weiter über die Rautengrube mit Kerngebieten der Hirnnerven zur Brücke und zum Mittelhirn, unter anderem mit schwarzen und roten Kernen, dann weiter zur Vierhügelplatte; damit wären Sie am Ende des Hirnstamms angelangt und würden über das Zwischenhirn weiter Richtung Großhirn düsen.

So viele wichtige Strukturen auf engstem Raum, man kann sich vorstellen: Kommt es dort zu Erkrankungen oder Verletzungen, ist das Ausmaß meist gravierend bis lebensbedrohlich. Die Liste der häufigsten Krankheiten im Hirnstamm liest sich bitter: Infarkte, Blutungen, Tumore, Entzündungen und die Parkinsonerkrankung können seine Tätigkeit als Stellwerksmeister erheblich einschränken. Nichts läuft dann mehr. Schlucken, Bewegen, Sehen oder Atmen bleiben auf der Strecke.

»Kommt es zu einer Durchblutungsstörung im Hirnstamm, etwa durch einen Schlaganfall, können schon kleinste Läsionen eine erhebliche Auswirkung haben«, sagt auch Neurologin Tabatabai, schließt aber gleich eine positive Nachricht an. »Wird die Störung schnell entdeckt und behandelt, kann es auch bei Durchblutungsstörungen in diesem Gebiet zu beeindruckenden Heilungserfolgen kommen.« Doppelbilder verschwinden wieder, klares Sprechen ist doch wieder möglich.

Von den gleichen medizinischen Erfolgen spricht die Neurologin, wenn Entzündungen in diesem Bereich des Gehirns schnell und richtig diagnostiziert werden. Deshalb ihr Appell:

Symptome wie wegknickende Beine, vorübergehende Seheinschränkungen, Schwindel, Hörminderungen oder erschwertes Kauen nicht auf die lange Bank schieben, sondern untersuchen lassen. »Dass solche Symptome mit einem kranken Hirnstamm zusammenhängen könnten, wissen viele nicht«, sagt Tabatabai. Und ebenso nicht, dass man mit einer gesunden Lebensführung und viel Bewegung auch dem Hirnstamm etwas Gutes tun könne. »Denn beides wirkt Durchblutungsstörungen und dem Nervenzelluntergang entgegen.«

Gut behandelbar seien heutzutage auch bestimmte Stadien und Arten der Parkinsonerkrankung. Die entsteht, wenn Nervenzellen in der *Substantia nigra*, der schwarzen Substanz im Mittelhirn, untergehen. Die Folge ist, dass die schwarze Substanz zu wenig von dem Botenstoff Dopamin herstellt. Ist zu wenig dieses Botenstoffs vorhanden, hakt die Kommunikation. Der Betroffene bekommt zitterige Hände, sein Gang wird unsicher, die Mimik schlapp, die Sprache leise und verwaschen. »Doch mit Medikamenten, die das fehlende Dopamin ersetzen, oder Verfahren wie der tiefen Hirnstimulation kann man heutzutage Betroffenen helfen«, sagt Tabatabai.

Leider nicht immer erfolgreich sind Mediziner hingegen, wenn sich im Hirnstamm ein Tumor bildet. Tumoren in der Brücke können häufig Kinder betreffen. Operative Eingriffe, so Tabatabai, seien auf diesem kleinen Areal voller wichtiger neurologischer Strukturen gefährlich. Es kommt dann eine Kombination aus Strahlentherapie und Chemotherapie zum Einsatz. Die Prognose ist aber häufig nicht besonders gut.

Nicht nur das Schicksal dieser Patienten treibt die Forscher an. »Ehrlich gesagt, sind wir weit davon entfernt, alle komplexen Abläufe, die im Hirnstamm stattfinden, wirklich vollständig verstanden zu haben«, sagt Tabatabai. Etwa warum die Pyramidenbahn – die Nervenfasern, die dafür verantwortlich sind, dass die Hand wirklich zugreift oder der Fuß tritt, wenn man das will – im Hirnstamm kreuzt. Auch an welcher Stelle genau welche Aspekte des Schlaf-Wach-Rhythmus organisiert würden, sei in der Wissenschaft noch Gegenstand reger Diskussionen.

Ob man überhaupt je ganz verstehen wird, wie rund dreißig Milliarden menschliche Nervenzellen im Körper untereinander über rund hundert Billionen Synapsen ohne größere Zwischenfälle im Ablauf verschaltet sein können? Wie mit Geschwindigkeiten von bis zu 432 Kilometern in der Stunde Informationen durch den Organismus geschickt werden und eigentlich immer rechtzeitig ankommen, und wie rund 5,8 Millionen Kilometer Nervenbahnen in unserem Körper jederzeit einsatzbereit zur Verfügung stehen? Die Wissenschaftler forschen daran.

Vor diesem Hintergrund darf man vielleicht mit den Mitarbeitern bekannter Logistikunternehmen bei der nächsten Verspätung nicht allzu streng sein. Das Wunderwerk Körper lässt sich in seinem faszinierenden Bauplan eben nicht so einfach nachahmen.

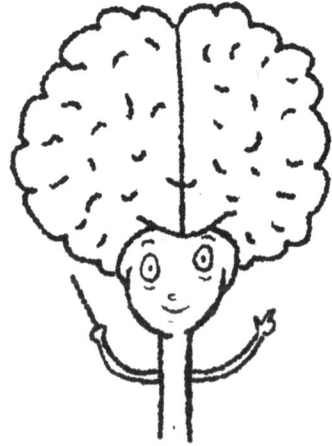

DRÜSEN – ALLES AUF AUTOPILOT, ODER WAS?

Für den Titel des »meistunterschätzten Organs« sind die Drüsen ein vielversprechender Kandidat. Vielleicht liegt es daran, dass sie im ganzen Organismus verstreut liegen, viele verschiedene Formen und Funktionen haben und auf den ersten Blick wenig gemein. Doch eines verbindet sie: Bei Bedarf sondern sie spezielle Flüssigkeiten oder einen biochemischen Botenstoff ab, damit in unserem Vehikel, dem Körper, alles wie geschmiert läuft. Und zwar wirklich *alles*. Gewissermaßen Grob- und Feinmotorisches: von Temperaturregelung, Herzschlag, Knochenwachstum und Aufbereitung des Nahrungsbreis bis zur Fähigkeit, abends einzuschlafen, morgens aufzuwachen und uns fortzupflanzen. Sie geben uns das Gefühl, verliebt zu sein, sind aber auch zuständig für Emotionen wie Trauer oder Angst. Stellten wir uns den Körper als Auto vor, wären die Drüsen so etwas wie Einspritzdüsen, nur viel raffinierter. Denn sie stellen selbst das her, was sie ausschütten, und gehen dabei sehr differenziert zur Sache. Zugleich tun sie dies ohne unsere bewusste Entscheidung, fast wie ein Autopilot. Doch was man allmählich zu verstehen beginnt: Wir selbst können davon mehr lenken, als wir meinen.

Zunächst aber eine kurze Inspektion unserer Drüsen: Für physische Sekrete, die im Inneren des Körpers oder auf seiner Oberfläche benötigt werden, sind die »exokrinen« Drüsen zuständig. Sie sitzen in der Haut, produzieren Speichel und Tränen, Talg (und fettige Haare, wenn sie übertreiben), Schweiß und, als »apokrine Drüsen«, etwa unseren ganz individuellen Geruch, der uns für potentielle Partner sexuell attraktiv macht. Selbst im Körperinneren haben wir »exokrine Drüsen«. Unzählige von ihnen sind in Magen und Darm damit beschäftigt, Sekrete und Enzyme für die Verdauung bereitzustellen: Allein die Magenschleimhaut produziert täglich bis zu drei Liter Magensaft mit Salzsäure, die unsere zerkaute Nahrung zersetzt. Damit der Magen sich dabei nicht selbst vertilgt, wird zusätzlich Bicarbonat hergestellt, das die aggressive Flüssigkeit abschwächt.

Neben den Sekreten gibt es winzig kleine, biochemische Botenstoffe, die an das Blut abgegeben werden und so durch den Körper zu ihrem Bestimmungsort reisen – die Hormone. Ihr Name geht auf das griechische *hormao* zurück, »ich treibe an«. Sieben große »endokrine Drüsen«, die sich vertikal im Inneren des Körpers von oben nach unten aufreihen, tun genau das: Die Zirbeldrüse (Epiphyse) steuert im Gehirn zum Beispiel über das Hormon Melatonin unseren Schlaf-Wach-Rhythmus. Die Hirnanhangdrüse (Hypophyse) lenkt unter anderem das Wachstum, lässt über das Hormon FSH die Eizellen reifen oder stimuliert die nachgeordnete Schilddrüse. Der Hypothalamus versendet dazu das »Releasing-Hormon« Thyreotropin als Info an die Hypophyse, das »Thyreoidea-stimulierende Hormon« (TSH) herzustellen. Das wiederum veranlasst die Schilddrüse, die Hormone T3 und T4 auszuschütten, womit die walnussgroße Drüse den Stoffwechsel austariert. Macht sie jedoch zu viel, kann es zu Herzrasen, innerer Unruhe, Durchfall, Haarausfall und Gewichtsverlust kommen. Stellt sie nicht genügend Hormone her, führt das etwa zu Antriebslosigkeit, Konzentrationsmängeln und Übergewicht.

Und weiter: Die Thymusdrüse hinter dem Brustbein unterstützt das Immunsystem. Weil sie ihr Wachstum zur Pubertät stoppt, dachte man lange, dass sie nur für kindliche Entwicklung wichtig ist. Seit einigen Jahren aber weiß man, dass sie auch bei Erwachsenen noch aktiv ist und spezielle Hormone herstellt, die wiederum für T-Zellen erforderlich sind, eine spezielle Gruppe der weißen Blutkörperchen. Die Nebennieren, die wie zwei Käppchen auf den Nieren sitzen, produzieren unter anderem die Stresshormone Adrenalin und Cortisol. Die Bauchspeicheldrüse kann sogar beides, ein Hormon und ein Sekret herstellen: Mit Insulin und Glukagon reguliert sie den Blutzuckerspiegel, ihre Enzyme zerlegen Eiweiße, Fette und Kohlenhydrate. Tief im Becken schließlich stellen die Eierstöcke der Frau die Sexualhormone Östrogen, Progesteron und Testosteron her, für Letzteres sind beim Mann die Hoden zuständig.

Größte Drüse des Körpers ist ein Organ, und zwar die Leber: Sie produziert ein Sekret, die Gallenflüssigkeit, und deponiert sie in der Gallenblase, bis sie in den Dünndarm zur Fettverdauung abberufen wird. Als »unechte Drüsen« gelten, trotz ihres Namens, die Lymphdrüsen. Sie fertigen weder ein Sekret noch ein Hormon, sondern filtern und erneuern das Blut. Sogar das Herz ist eine Drüse. Neben einem Hormon, über das es das Blutvolumen reguliert, stellt es, wie passend, auch ein wenig von dem »Bindungshormon« Oxytocin her. Dafür sind ansonsten Hypothalamus und Hypophyse zuständig, etwa beim Stillen: Damit die Milch schnell zum hungrigen Baby fließt, wird im Gehirn der Mutter Oxytocin freigesetzt, das dafür sorgt, dass sich kleine Muskeln um die Milchgänge herum zusammenziehen und so das Sekret hinauspressen. Zeitgleich wird im Körper des Neugeborenen Oxytocin ausgeschüttet. Nach dem Durchtrennen der Nabelschnur entsteht so auf körperlicher Ebene das emotionale Band zwischen Mutter und Neugeborenem: Oxytocin wird auch das »Kuschelhormon« genannt.

Die unglaubliche Vielfalt der Drüsen arbeitet nicht nur in eine Richtung, sondern bedingt sich auch untereinander. Und wie so oft im Leben geht dabei gelegentlich etwas schief. So etwa, wenn nach einer Lähmung des Gesichtsnervs dieser wieder heilt und dabei eine neue Verbindung herstellt: Statt zur Ohrspeicheldrüse wachsen Nervenfasern weiter hinauf zur Tränendrüse. »Sieht der betroffene Mensch dann etwas Leckeres oder denkt er auch nur daran, läuft ihm nicht das Wasser im Mund zusammen. Er beginnt zu weinen, die sogenannten Krokodilstränen«, sagt Professor Carl-Albrecht Haensch, Chefarzt für Neurologie der Mönchengladbacher Kliniken Maria Hilf, der sich auch in der interdisziplinären Arbeitsgemeinschaft Autonomes Nervensystem engagiert.

Den Überblick über das komplexe Wegenetz der Drüsen und ihre Substanzen behält der Hypothalamus. Diese »Chef-Drüse« wiegt gerade einmal fünfzehn Gramm und steuert von ihrer Position im Zwischenhirn in der Mitte des Gehirns alle Drüsen. Ihre Autobahn ist eben das autonome oder vegetative Nervensystem, die sich in die Schnellstraßen von sympathischem und parasympathischem Nervensystem verzweigt – zwei Gegenspieler buchstäblich wie Tag und Nacht. Der »Sympathikus« steht für Aktivität und Anspannung, der »Parasympathikus« für Ruhe, Regeneration, Entspannung und Schlaf. Das war schon in der Steinzeit so: Trafen unsere Vorfahren bei der Jagd auf einen Säbelzahntiger, beschleunigte sich der Puls, der Blutdruck ging hoch, der Atem wurde flacher, das Blut wurde aus der Körpermitte in die Peripherie kommandiert, die Muskeln von Armen und Beinen spannten sich an – um sich dem Gegner mit einer Waffe in den Weg zu stellen oder so schnell wie möglich wegzulaufen. Adrenalin rauschte in den Adern, die Spucke blieb weg, Angstschweiß stand auf der Stirn, weil der Hypothalamus über den Sympathikus den Schweißdrüsen und den Nebennieren jeweils den Auftrag erteilt hatte, beides freizusetzen. Aber sofort! Rushhour im Sympathikus.

Wer überlebte, kam zurück in die sichere Höhle und erholte sich erst einmal von der überstandenen Gefahr. Der Hypothalamus wusste: Jetzt darf entspannt werden. Der Atem floss wieder tiefer, der Puls ging runter, das Blut versorgte wieder mehr den Bauch, die Jäger aßen etwas, verdauten, hatten Sex und schliefen ein. Denn jetzt war Zeit für den Parasympathikus, der die Speicheldrüsen im Mund aktivierte, Verdauungsenzyme in Magen und Darm in Marsch setzte, Herzfrequenz und Blutdruck herunterfuhr. Das regelte der Hypothalamus wieder über das Hormon Oxytocin, denn es gleicht Sympathikus und Parasympathikus aus. Schließlich sollten beide in ausgewogenem Maße miteinander kooperieren und einander ergänzen.

Doch obwohl Säbelzahntiger inzwischen ausgestorben sind, ist dieses Gleichgewicht – und damit das fein justierte Zusammenspiel der Drüsen – zunehmend gestört. Wir leben mehr auf der Seite des Sympathikus und seiner aufputschenden Hormone. In modernen Worten: Wir sind gestresst – und kommen nicht richtig davon los. Uns fehlen parasympathische Inseln im Alltag. Als ob wir Raststätten auf der Autobahn ignorieren. Selbst an der Nacht, eigentlich Zeit für Ruhe und Erholung, haben wir etwas abgeknapst. »Wir schlafen im Schnitt eine Stunde weniger als unsere Ururgroßeltern, haben also jede Nacht eine Stunde weniger zur Regeneration«, sagt Tobias Esch, Mediziner und Professor am Institut für Integrative Gesundheitsversorgung und Gesundheitsförderung an der Universität Witten/Herdecke.

Mittagsschlaf hält kaum noch jemand. Abends hemmt der ständige Blick aufs bläulich erleuchtete Smartphone die Ausschüttung von Melatonin, des Schlafhormons. Beim Hypothalamus kommt so kontinuierlich die Info an: Hallo, ich bin noch wach, jetzt nicht abschalten. Dadurch bleiben die Werte der Stresshormone Adrenalin und Cortisol oben. »Aus stressbiologischer Sicht ist das Leben heute eine Überlebensreaktion«, bilanziert Esch, der sich auch mit den neurobiologischen Grundlagen von Gesundheit befasst hat.

Mit am meisten bedroht wird diese heute von Stress. Er lässt die Verdauung stocken, Muskeln in Rücken und Nacken verhärten, die Menstruation kann ausbleiben. Das Immunsystem leidet, wie wissenschaftlich nachgewiesen wurde. »Dauerhaft zu viel Cortisol oder, in der Folge, zu wenig, verursacht Entzündungen, die letztlich Herz-Kreislauf-Erkrankungen und andere chronische Leiden sowie Krebs hervorrufen können«, sagt Professor Christian Schubert, der das Labor für Psychoneuroimmunologie an der Medizinischen Universität Innsbruck leitet. Auch Depressionen, so weiß man inzwischen, gehen mit Entzündungen im Körper einher. »Was uns antreibt, unermüdlich und rastlos macht, ist die Angst, nicht geliebt zu werden«, sagt der Arzt und Psychotherapeut. Fühlen wir uns hingegen geschätzt und geliebt und können entspannen, gehen die Werte für Oxytocin und Progesteron hoch. Messbare Abhilfe schaffen neben psychologischer Beratung und Behandlung unter anderem Entspannungsverfahren wie Meditation, Yoga oder Tai Ji.

Libby Weaver empfiehlt noch etwas Einfacheres, was jeder kann, nichts kostet und dessen positive Wirkung auf den Parasympathikus belegt ist: Bauchatmung. Die australische Biochemikerin und Ernährungsberaterin ist nicht nur in ihrer Heimat als Entdeckerin des »Rushing Woman Syndrom« bekannt geworden. Denn auch am anderen Ende der Welt scheint Stress allgegenwärtig. Zumal unter Frauen, die im Bemühen, alles zu schaffen, was ihnen die sexuelle Revolution ermöglicht hat – Karriere, Partnerschaft, Kinder, Fitness –, kaum noch zu Atem kommen.

Neben vertiefter Bauchatmung, bewussten Pausen und aktiver Entspannung gibt es aber noch einen Weg, den Parasympathikus gezielt anzusteuern: indem wir uns ungünstige, negative Gedankenmuster und damit verbundene Gefühle bewusst machen und auf diese Weise die Chefdrüse umprogrammieren. Quasi ein Update laden für unser Navi.

Denn in jedem Moment sind wir zahllosen Reizen ausgesetzt, vor allem optischen und akustischen Eindrücken. Unaufhörlich prasseln sie auf den Hypothalamus ein – und je nachdem, wie wir diese bewerten, werden Sympathikus oder Parasympathikus in uns stimuliert und darüber die entsprechenden Drüsen. »Der Hypothalamus fragt dazu ständig: ›Bin ich in Sicherheit?‹«, sagt Libby Weaver. Wir bekommen nur nichts davon mit, weil es unbewusst geschieht. Die einen brauchen physische Sicherheit und eine fest verschlossene Haustür. Andere ängstigt ein leeres Bankkonto, oder der Befehlston ihres Vorgesetzten gibt ihnen das Gefühl, nicht geliebt zu sein – weil die Wortwahl und Tonlage sie an die Stimme des eigenen kritischen Vaters erinnert. Einmal eingeübt, in der Kindheit oder später, wird in einer vergleichbaren Situation immer und immer wieder die gleiche Reaktion abgerufen. Bis wir uns bewusst dagegen entscheiden.

»Wer seine negativen, unbewussten Glaubenssätze ändert, kann den Hypothalamus dazu bringen, immer öfter innere Ruhe und Gelassenheit hervorzurufen«, so Weaver, weil weniger Adrenalin und dafür mehr Oxytocin ausgeschüttet wird. Das macht auch kreativ und flexibel, denn: »Sind wir gestresst, weil zumindest scheinbar bedroht, fallen uns keine neuen Lösungen ein, wir können in diesem Moment nicht klar denken«, erklärt Tobias Esch. Dafür brauchen wir den jüngsten Teil des Gehirns, den präfrontalen Kortex hinter der

Stirn – der aber in Gefahr- und damit Stresssituationen umgangen wird.

Dabei sind unser Körper und vor allem der Hypothalamus gerade dafür gemacht, uns in jedem Moment neu an die Umwelt anzupassen, an hohe Temperaturen (Schwitzen), an Nahrungsangebot (Speichel), an Nähe, die wir erfahren (Oxytocin), aber auch an Auseinandersetzungen (Adrenalin). Lange Zeit nannte man das verantwortliche Nervensystem das »autonome«, weil man davon ausging, dass es ohne unser Zutun handelt. Tatsächlich aber können wir es beeinflussen, wenn wir uns die Zeit nehmen, uns unser Denken, Fühlen und Verhalten bewusst machen.

»Allein schon über die Bauchatmung können wir den Blutdruck willentlich senken«, so Esch, »auch der Herzschlag verlangsamt sich.« Stresshormone nehmen ab. Wir werden vermutlich nicht bewusst die Zirbeldrüse beauftragen, so viel Melatonin auszuschütten, dass wir um 23 Uhr einschlafen und um 6.30 Uhr aufwachen. Niemand will seine Thymusdrüse selbst überwachen oder seine rund drei Millionen Schweißdrüsen aktivieren. Das wäre so, als würde man bei einem Auto ständig nach dem Motor sehen. Aber wir können wählen, ob wir permanent Gas geben oder auch mal parken. Wir können den Autopiloten ausschalten.

LID – AUGEN ZU UND DURCH

Da denkt man, man läuft den ganzen Tag mit offenen Augen umher, um ja nichts zu verpassen, und dann gibt es Mathematikkünstler, die ausgerechnet haben, dass wir selbst am helllichten Tag in jeder Stunde für rund zwei Minuten die Augen zu haben und nichts mitbekommen von der Welt, ohne dass uns das bewusst ist, weil wir blinzeln. Den zwei Minuten zugrunde liegt die Rechnung, dass ein Lidschlag 0,2 Sekunden dauert und ein Mensch in der Minute etwa zehn Mal blinzelt. Das allerdings sind absolute Durchschnittszahlen. Es gibt auch Experten, die sagen, ein Lidschlag dauert deutlich länger und damit auch die Dunkelphasen. Dass wir in unterschiedlichen Situationen unterschiedlich oft blinzeln, darüber ist sich die Fachwelt einig. Hier reicht die Bandbreite von drei Mal in der Minute bis zu rund zwanzig Mal. Kleine Kinder blinzeln insgesamt seltener als Erwachsene.

Wissenschaftler aus Japan haben außerdem vor einigen Jahren festgestellt, dass das Gehirn das Blinzeln auch bewusst steuert, sodass wir immer dann für kurze Zeit keine visuellen Reize aufnehmen, wenn es gerade tatsächlich nichts ganz so Wichtiges zu sehen gibt. So blinzeln wir während des Lesens eher am Satzende als an der inhaltlich spannendsten Stelle.

Doch bleiben wir mal bei der Durchschnittszahl von zwei Minuten pro Stunde. Warum sind uns diese doch recht langen dunklen Phasen am Tag, zählt man alle zusammen, nicht bewusst? Ganz einfach: Weil unser Gehirn mal wieder ziemlich clever ist und uns davor schützt, dass wir verrückt werden vor lauter hell, dunkel, hell, dunkel. Das Gehirn gibt nämlich mit dem Befehl zum Blinzeln gleichzeitig den Befehl ans Bewusstsein heraus, dass wir die gleich kommende, kurze dunkle Phase einfach ignorieren können. Und so laufen wir durch die Gegend und merken gar nicht, dass wir im Dunkeln tapsen.

Aber wofür dieser ganze Aufwand, wofür diese Hautfalte am Auge, die ständig auf- und zugeht? Sicher, manche Frau setzt den Augenaufschlag bewusst ein, um Männern etwas näher zu kommen. Dies wird aber wohl kaum die Absicht der Natur gewesen sein, auch wenn der Fortpflanzungstrieb tief im Menschen verankert ist.

»Die vornehmlichen Aufgaben des Lids sind, das Auge vor äußeren Einflüssen zu schützen und die gefäßlose Hornhaut stetig feucht zu halten, mit Sauerstoff und Nährstoffen zu versorgen und von Fremdkörpern wie Staub zu reinigen«, sagt Professor Christoph Hintschich, Oberarzt an der Augenklinik des Klinikums der Universität München.

So richtig spannend wird es aber erst, wenn man einmal sozusagen hinter das geschlossene Lid schaut, wenn man verstanden hat, was es alles braucht, damit das Lid seine Aufgaben auch mit Bravour erfüllen kann.

Das Augenlid des Menschen besteht aus Ober- und Unterlid. Unter der Haut liegt der *Musculus orbicularis oculi*. Ein Ringmuskel, der für das willkürliche Schließen der Lider zuständig ist, etwa wenn wir schlafen oder uns von der Außenwelt und ihren Reizen einen Moment abschatten möchten, aber auch für das reflexartige Schließen, wenn plötzlich ein kleiner Gegenstand oder ein Insekt auf uns zu fliegt. Dieser Ringmuskel umfasst gleichermaßen Ober- und Unterlid. Stellen Sie sich vor, Sie haben einen runden Pappkarton, den Sie einmal in der Mitte falten, und dann schneiden Sie mit einer Schere einen Spalt genau entlang der Mitte (aber nicht die Ränder durchschneiden). Wenn Sie den Karton nun wieder aufklappen, haben Sie praktisch den *Musculus orbicularis oculi* vor sich liegen. Der Schnitt in der Mitte stellt die Lidspalte dar, die, wenn Sie die beiden Enden des Kreises auseinanderziehen, sich öffnet und beim Loslassen schließt.

In der Realität ist es jedoch etwas komplizierter: Fürs Öffnen ist nicht der Orbicularis-Muskel zuständig, sondern der *Musculus levator palpebrae superioris*, der im Oberlid sitzt. Wenn Sie an dem Pappmodell also noch einen Faden befestigen, der die Mitte aufzieht, kommen Sie der Realität schon näher.

Neben diesen Muskeln gibt es noch weitere in den Lidern, die wiederum mit Muskeln verbunden sind, die die Pupille bewegen. Das ist wichtig, denn wenn wir nach unten schauen und dabei nicht das Unterlid auch etwas nach unten gezogen würde, guckten wir ständig auf unsere Lidkante. Das Gleiche gilt für den Blick nach oben.

Unter der Muskelschicht liegt der sogenannte Tarsus, eine Bindegewebsplatte, die den Augenlidern ihre leicht abgerundete Form gibt und zudem noch Stabilität. Damit beim Auf- und Zumachen alles reibungslos gelingt, ist das Augenlid innen mit einer Bindehaut überzogen. »Form und Funktion sind bei den Strukturen am Lid außerordentlich eng gekoppelt«, fasst Christoph Hintschich zusammen.

Damit wir die Augenlider willentlich schließen oder öffnen können, auch einzeln, dass sich die Lider fest verschließen, wenn Gefahr droht, und stetig das Auge befeuchtet wird, braucht es, zusätzlich zu den anatomischen Strukturen, noch mehr: einen enormen Schaltkreis aus Nerven, der alle auch nur eventuell auftretenden Fälle im wahrsten Sinne des Wortes im Blick hat und innerhalb von Millisekunden flexibel reagiert (um das nachzubauen, reicht allerdings kein Pappkarton mit Faden).

Die Augenlider des Menschen sind nur etwa drei Zentimeter groß, aber sie haben eine immense Bedeutung. Sie gehören zu den Strukturen am Körper, die für ein normales Leben zwingend erforderlich sind. »Ohne funktionierende Augenlider ist Sehen nicht möglich und das Leben außerordentlich schmerzhaft«, sagt Professor Hintschich. »Ohne den Lidschlag trocknet die Hornhaut aus, was zur Erblindung führen kann.« Außerdem ist das Auge nicht mehr durch das Enzym Lysozym geschützt. Es befindet sich in der Tränenflüssigkeit und verhindert das Eindringen von Erregern ins Auge. Die Gefahr von Infektionen steigt rapide ohne funktionierendes Lid.

Hintschich kennt das Leid, wenn Lider nicht mehr einwandfrei ihren Dienst verrichten; regelmäßig sitzen Patienten mit solchen Beschwerden vor ihm. »Zu den häufigsten Krankheitsbildern zählen dabei: Lidkantenfehlstellungen, Lidptose, also ein herabhängendes Lid, und Tumore.« Zu den häufigsten Hauttumoren zählen Basaliome, sie »entwickeln sich auch häufig am Lid«, sagt Hintschich. Diese Art des Hauttumors metastasiert äußerst selten, kann aber an der Stelle, an der er wächst, umgebende Strukturen durchaus stark beschädigen.

Bei den Lidfehlstellungen kann das Lid nach innen oder nach außen gedreht sein. Befinden sich die Lider nicht mehr in der richtigen Stellung, können sie ihre Schutzfunktion nur eingeschränkt erfüllen und den Feuchtigkeitsfilm nicht mehr zuverlässig verteilen. Neben Verletzungen, unter anderem von Gesichtsnerven, kommt es häufig im Alter zur Erschlaffung der Lidmuskeln und damit zu einer Veränderung ihrer Form. Ist eine Lidfehlstellung angeboren oder entsteht im frühen Kindesalter, kann das zur Folge haben, dass sich das Sehvermögen bei Kindern nicht richtig ausbildet.

Hintschich sagt: »Es gibt eine Vielzahl von Tränenersatzmitteln und antientzündlichen Augentropfen, die den Tränenfilm stabilisieren. Es gibt aber keine Medikamente, einmal von denen gegen Entzündungen abgesehen, die bei schwerwiegenden Lidfehlstellungen helfen.« Hier müsse meist operiert werden.

Was dann unter den OP-Lampen vonstattengeht, ist ausgesprochen filigran. Hintschich und seine Kollegen operieren meistens unter örtlicher Betäubung und am geschlossenen Lid auf wenigen Zentimetern. Muss Gewebe ersetzt werden, machen es sich die Chirurgen zunutze, dass wir zwei Augenlider, jeweils mit Ober- und Unterlid, haben. »Rekonstruktionen gelingen am besten, wenn man möglichst adäquates Material nimmt, also Gewebe aus anderen Bereichen des Lids. Man kann zum Beispiel auch Material vom Oberlid ins Unterlid verschieben.« Operationen an den Lidern folgen oft nicht standardisierten Techniken. »Hier muss viel mehr nach der individuellen Situation geschaut und dann passend modelliert werden.« Hintschich rät: Beobachten Sie auch kleine Veränderungen am Lid, etwa Knötchen, die sich bilden, »denn kleine Dinge kann man sehr viel schneller behandeln als größere Veränderungen an diesem Organ von geringer Größe«.

Ein weitverbreitetes, schmerzhaftes, meist aber harmloses Phänomen am oberen oder unteren Augenlid ist das »Gerstenkorn« – so nennen wir umgangssprachlich eine bakterielle Entzündung der Lidranddrüsen. Die Traditionelle Chinesische Medizin (TCM), deren Grundlagenwerk »Der gelbe Kaiser« vor 4600 Jahren geschrieben worden sein soll, sieht in der rötlichen Schwellung ein »Hitze«-Phänomen. Es lässt sich mit Akupunktur »kühlen« und zum Abklingen bringen, wie Gesa Meyer-Hamme, Ärztin am Zentrum für TCM des Universitätsklinikums Hamburg-Eppendorf, sagt: »Durch ein Ungleichgewicht der Talgproduktion verstopfen die Ausgänge, ähnlich wie bei Mitessern, was wiederum hinweist auf eine Schwäche des ausgleichenden Erdelements, der ›Mitte‹, der Erreger kommt dann obendrauf.«

Erscheint jemand mit allergisch geschwollenen Lidern in ihrer Sprechstunde, etwa zur Heuschnupfensaison, prüft die Medizinerin ebenfalls zunächst den Zustand der »Mitte«. Diese ist für die Gesamtregulation des Organismus zuständig und verteilt die Energie aus der Nahrung gleichmäßig im Körper: »Ist die ›Mitte‹ aber platt, weil man zum Beispiel dauerhaft zu viel gearbeitet und nicht ausgewogen gegessen hat, ist auch das Immunsystem nicht so stark und die Allergie kann umso heftiger ausfallen.« Akupunktur wirkt dann lindernd, wie Studien nachgewiesen haben, »Kräuter helfen ebenfalls«.

Auf eine »überforderte Mitte« weist es aber auch hin, wenn man morgens häufig mit verquollenen Lidern erwacht, ob man nun am Abend zuvor Alkohol getrunken hat oder nicht. »Hier funktioniert der Lymphabfluss nicht richtig«, so Gesa Meyer-Hamme, »die Lider gehören generell zum Element Erde, dem auch der Transport der Lymphe zugeordnet wird.«

Ohne Krankheitswert ist indes das zeitweise Zittern der Lider, das auch als »gutartige Faszikulation« bezeichnet wird. Ob es Ausdruck einer Stressreaktion ist, da ist sich Hintschich

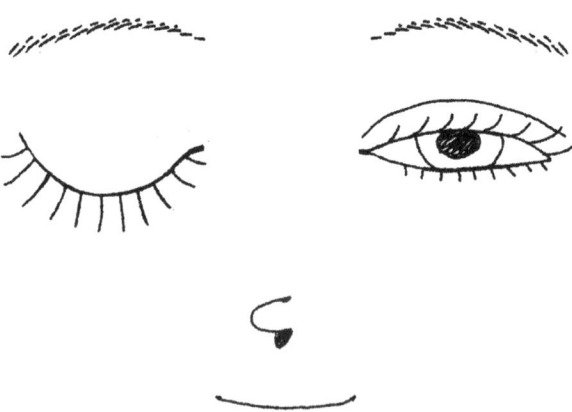

nicht sicher.«»Eine wirkliche Erklärung dafür hat man nicht, aber es ist rein medizinisch von völlig untergeordneter Bedeutung und hat für die Arbeit der Lider keine negativen Folgen. Ich habe noch keinen Menschen erlebt, bei dem das nicht wieder aufgehört hat nach kurzer Zeit.« Erst bei Vorhandensein weiterer körperlicher Symptome sollten Faszikulationen näher untersucht werden.

Medizinisch ebenfalls von eher untergeordneter Rolle sind die Wimpern, die dünnen Härchen, die an Ober- und Unterlid sitzen. Sie dienen sozusagen als Schirmmütze für das Auge. Schmutz, kleine Partikel oder Fremdkörper wehren sie schon ab, bevor diese das Auge erreichen. Sie verhindern außerdem, dass Sonnenstrahlen direkt auf das Auge treffen. Aber sie können noch mehr: Sie beeinflussen auch den Luftstrom, der auf das Auge trifft. Wie stark dieser ist, entscheidet zum Beispiel darüber, in welchem Maße das Auge austrocknet. Das bedeutet im Umkehrschluss: Es ist wichtig, dass am Auge die richtigen Luftverhältnisse herrschen – und dafür sind eben die Wimpern da. Und wie wir mittlerweile wissen, überlässt der Körper nichts dem Zufall: Wissenschaftler haben herausgefunden, dass die Wimpernlänge zur Augengröße immer in einem bestimmten Verhältnis steht, damit ein optimaler Luftstrom möglich ist.

Das Verlängern, Verschönern und Verdichten der Wimpern birgt da auf der anderen Seite die Gefahr, die optimalen Verhältnisse am Auge durcheinanderzubringen. Christoph Hintschich warnt ohnehin vor zu viel Ästhetik am Auge. »Schönheitsoperationen wie etwa das Beheben von Schlupflidern können in dieser Region im wahrsten Sinne des Wortes ganz schön ins Auge gehen.« Die Konstruktionen am Augenlid seien so komplex, »lässt man solche Eingriffe nicht vom absoluten Experten machen, kann es gefährlich werden«.

Im Sinne der Gesundheit kann es da nur heißen, dem Trend der Natürlichkeit zu folgen, der in diesen Zeiten ja ohnehin von vielen Style-Guides ausgerufen wird. So haben Sie ein Auge auf sich.

NASENNEBENHÖHLEN – HÖHLENFORSCHUNG

Ein Gedankenspiel: Stellen Sie sich vor, Sie wären Höhlenforscher, genau genommen Körperhöhlenforscher. Dann wäre eine der ambitioniertesten Aufgaben in Ihrem Job, mit der Stirnlampe auf dem Kopf die Nasennebenhöhlen zu erforschen. Die machen ihrem Namen nämlich alle Ehre: Mit ihren unzugänglichen, tiefen, dunklen Kammern bilden sie ein verwinkeltes System auf engstem Raum, das im menschlichen Körper seinesgleichen sucht. Selbst für gute Chirurgen sind sie nur schwer zugänglich und einsehbar.

Aufbau und Größe der Nasennebenhöhlen können von Mensch zu Mensch variieren; mal hier, mal da halten sie in ihrer Anatomie für die Forscher Überraschungen parat. Um von der einen Höhle zur anderen zu gelangen, müssen enge Gänge überwunden werden. Der Zugang zu ihnen ist eigentlich nur über die Nasenlöcher möglich, und hat man die Nebenhöhlen erreicht, erwartet einen ein düsteres, schleimiges Klima. Der Frischluftaustausch ist überraschend bescheiden, und wenn Sie als Forscher herausfinden würden, aus welchem Grund und mit welchem Zweck die Nebenhöhlen genau dort im Schädel entstanden sind, könnten Sie sich einen Namen im eingeschworenen Kreis der Körperhöhlenforscher machen. Gedankenspiel beendet. Stirnlampe abnehmen und staunen.

Tatsächlich, trotz moderner Radiologie, präzisen Operationsverfahren und zahlreichen Hals-Nasen-Ohren-Professoren gibt es bis heute keinen bis ins Letzte wissenschaftlich plausiblen Beweis, warum wir Nasennebenhöhlen besitzen. Weil die Natur den Menschen ansonsten aber klug konstruiert hat und weil Mediziner nicht nur in den Wintermonaten mit Menschen zu tun haben, die unter entzündeten Nasennebenhöhlen leiden, gibt es natürlich einige Hypothesen, warum wir die acht Hohlräume haben.

Hypothese Nr. 1: Sie dienen zur Stickstoffmonoxid-Produktion und -Speicherung. Das Gas wird der eingeatmeten Luft beigemischt. In der Lunge selbst wirkt es vernichtend auf Krankheitserreger, zudem stellt es die Luftwege weit. Der Luftaustausch in den Lungenbläschen kann effektiver stattfinden. Mediziner sprechen von einer »pulmoprotektiven« Wirkung des Stickstoffmonoxids.
Hypothese Nr. 2: Die Nasennebenhöhlen dienen zur Stimmbildung, praktisch als Resonanzräume. Man würde anders klingen, wenn man die Nasennebenhöhlen nicht hätte.
Hypothese Nr. 3: Durch die Hohlräume im Schädel wird der Schädel leichter.
Hypothese Nr. 4: Durch die Hohlräume wird der Schädel, insbesondere der Teil, der das Gehirn umgibt, bei Stürzen und Schlägen auf den Kopf wie durch einen Airbag vor Verletzungen geschützt.

»Das Problem bei all diesen Hypothesen ist«, sagt Achim Beule, leitender Oberarzt an der Klinik für Hals-, Nasen- und Ohrenheilkunde am Universitätsklinikum Münster, »dass wir keine Vergleichsgruppe haben, nämlich Menschen ohne Nasennebenhöhlen.« Beule, das hört man rasch, ist großer Fan und Kenner von allem, was mit unserem Riechorgan zu tun hat. Und natürlich hat er eine Meinung zu den Hypothesen. »Dass wir die Nasennebenhöhlen zur Stimmbildung haben, halte ich für eher unwahrscheinlich.« Zwar sei die Stimme anders, wenn man an Schnupfen leide, aber den Effekt der Nasennebenhöhlen auf die Stimme hält er für gering. Auch die Theorie zur Gewichtsreduktion hält Beule wie viele andere Experten für längst widerlegt. Wissenschaftler haben ausgerechnet: Wären die Nasennebenhöhlen mit Knochenmasse gefüllt, würde der Schädel eines Erwachsenen vielleicht 50 bis 60 Gramm mehr wiegen. Bleiben die Hypothesen zum Stickstoffmonoxid und zur Traumatologie. »An denen könnte was dran sein«, sagt Beule.

Immerhin weiß man, dass die Menge an Stickstoffmonoxid im Körper Auswirkungen auf die Gesundheit hat. Zeigt eine Messung vermehrtes Stickstoffmonoxid in der Ausatemluft an, liegt eine Entzündung im Bereich der Atemwege vor. »Dieser einfache Test wird gern als Suchtest für *Asthma bronchiale* gemacht, das sich bei Patienten mit einer chronischen, polypenbildenden Nasennebenhöhlenentzündung deutlich häufiger entwickelt als im Rest der Bevölkerung«, so Beule. Im Klinikalltag stellt er auch immer wieder fest: Es gibt definitiv am Kopf Knochen, die häufiger brechen als andere; dazu gehören Nasenbein, Orbitaboden – der Augenhöhlenboden zur Kieferhöhle hin – und Jochbein. Seltener hingegen brechen Knochen am Hirnschädel wie Schläfenbein, Keilbein oder Stirnbein. Insgesamt bricht der Gesichtsschädel öfter als der Gehirnschädel, der zur Aufgabe hat, das Hirn zu schützen. »Aus dieser Beobachtung heraus«, sagt Beule, »kann man davon ausgehen, dass Nasennebenhöhlen als Airbag für das Gehirn dienen.«

Er ist nicht der Einzige, der das glaubt. Untersuchungen zur Airbag-Hypothese haben ergeben: Es gibt verschiedene »Knochenpfeiler« wie etwa die Kaupfeiler im Gesicht, die unter anderem durch das Vorhandensein der Nasennebenhöhlen entstehen. Über diese Pfeiler wird die Kraft bei einem Schlag oder Sturz auf den Kopf gezielt abgeleitet. »Wären die Nasennebenhöhlen mit Knochenmasse ausgekleidet, könnte sich die Kraft des Aufpralls viel einfacher über den ganzen Kopf ausbreiten.«

Um sich selbst ein besseres Bild von den *Sinus paranasales*, wie die Nasennebenhöhlen auf Latein heißen, zu machen, ist es sinnvoll, die Stirnlampe wieder aufzusetzen. Durch das Nasenloch geht es in den Nasenvorhof, der durch die Nasenscheidewand in zwei Räume geteilt ist. Der Vorhof endet an der Nasenklappe, der engsten Stelle der Nase. Die innere Nase besteht aus zwei Nasenhaupthöhlen, die ebenfalls durch die Scheidewand getrennt sind. Die äußere Wand der jeweiligen Nasenhöhle wird gebildet von drei Nasenmuscheln. Diese Knochenlamellen sind mit Nasenschleimhaut überzogen. Die untere Nasenmuschel regelt die Luftdurchgängigkeit, reinigt und erwärmt die Atemluft. Von der mittleren Nasenmuschel geht es Richtung Nasennebenhöhlen. Die obere Nasenmuschel beherbergt Riechzellen.

Die Nase übrigens nimmt sich ab und zu mal eine Auszeit von ihrer Arbeit. Dann schwillt auf einer der beiden Seiten die untere Nasenmuschel an, gesteuert vom Hypothalamus im Gehirn. Der Vorgang unterliegt einem zirkadianen Rhythmus, über den Tag durchläuft die Nase regelmäßig verschiedene Phasen nach festem Muster. Je nach Mensch sind aber die Schwellungsintervalle unterschiedlich lang, sie liegen zwischen dreißig Minuten und elf Stunden. Man kann das gut selbst testen, indem man sich zu verschiedenen Tageszeiten ein Nasenloch zuhält und schaut, durch welches Nasenloch man besser Luft bekommt. Hintergrund dieser Auszeiten: Die Nasenschleimhaut muss immer wieder befeuchtet werden.

Zurück zur Anatomie. Von der Nasenhaupthöhle führt der Weg in die vier paarig angelegten Nasennebenhöhlen: die Stirnhöhle, die Kieferhöhle, die Siebbeinzellen und die Keilbeinhöhle. Alle sind mit Luft gefüllt und mit einer Schleimhaut ausgekleidet, auf der kleine Härchen sitzen, die sogenannten Zilien. Diese transportieren Krankheitserreger und Dreck aus dem Körper Richtung Nasenausgang. Stirnlampe wieder abnehmen.

Die Nasennebenhöhlen entstehen übrigens erst im Kindesalter. Bei der Geburt hat der Mensch nur minimale Ausbuchtungen im Schädel. Bis zum Alter von etwa zwölf Jahren werden die Höhlen dann im Rahmen des Schädelwachstums immer größer. Die Nasennebenhöhlen, die häufig Ärger machen, sind Kieferhöhle und Siebbeinzellen. Die Kieferhöhlen liegen im Oberkieferknochen und grenzen sowohl an die Zähne als auch an die Augenhöhlen. »Nicht selten gehen Schmerzen und Entzündungen in dieser Höhle von wundem Zahnfleisch, schmerzenden Zahnwurzeln oder kranken Zähnen aus«, sagt Achim Beule. Durch diese Höhle läuft auch der *Nervus infraorbitalis*, der für das Gefühl im Bereich der Wange zuständig ist. Ist die Kieferhöhle entzündet, kann es dort zu Sensibilitätsstörungen kommen.

Die Siebbeinzellen bestehen aus etwa dreizehn kleinen Räumen. »Wobei die Anzahl hochvariabel sein kann«, sagt Beule. Sie unterscheiden sich in Zahl und Form von Mensch zu Mensch fast wie ein Fingerabdruck. Die Siebbeinzellen sind häufiger Ausgangspunkt von akuten und chronischen Nasennebenhöhlenentzündungen. Hier entsteht meist die erste Entzündung, die sich dann in eine der übrigen Nebenhöhlen ausbreitet. Keilbeinhöhle und Stirnhöhle sind seltener von Entzündungen betroffen.

Auch wenn man nicht weiß, für was Nebenhöhlen da sind – wenn sie nicht richtig funktionieren, ruft das Leid hervor. Die Sinusitis, die Nasennebenhöhlenentzündung, gilt als Volkskrankheit in unseren Breiten. Rund 11 Prozent der Deutschen sind von einer chronischen Nasennebenhöhlenentzündung, also einer, die länger als zwölf Wochen dauert, betroffen.

Was macht die Nasennebenhöhlen so anfällig? Die Traditionelle Chinesische Medizin (TCM) erklärt dies unter anderem mit der »Sechs-Stadien-Lehre«: Krankheiten dringen demnach von außen nach innen in den Körper vor und nehmen dabei an Schweregrad zu. »Eine Nasennebenhöhlenentzündung gilt als zweites Stadium«, erläutert Gesa Meyer-Hamme, Ärztin am Zentrum für TCM des Universitätsklinikums Hamburg-Eppendorf, »es handelt sich dabei um eine reaktive Entzündung auf eine vorausgegangene Erkältung oder einen Virusinfekt.« Bei akuten, vor allem aber auch bei chronischen Nasennebenhöhlenentzündungen, die sogar ganz »trocken«, also ohne Schleimbildung ablaufen können, sei das häufig der Fall. Oder in den Worten der alten Chinesen: Eine ursprüngliche Kälte, die in den Körper eingedrungen ist (die Erkältung), versucht der Organismus durch Wärme (Entzündung) auszugleichen. Er stellt damit auf ungünstige Weise Hitze her, weil die Region (in dem Fall die Nasennebenhöhlen) nicht mehr gut durchblutet sind.

Und die Therapie? »Wenn man jetzt versucht, die Entzündung wegzukühlen, verstärkt man damit das zugrunde liegende Problem«, so Meyer-Hamme. Umgekehrt wird Rotlicht zwar als wohltuend und lindernd empfunden, weil es die Kälte erwärmt, kann aber zugleich die Hitze der Entzündung befeuern. Aus diesem Grund geht die TCM einen zweifachen Weg: »Die Hitze wird mit Akupunktur ausgeleitet«, erklärt Meyer-Hamme, »und gegen die Kälte verschreiben wir wärmende Kräuter.« Auch chronische Beschwerden ließen sich so in den Griff bekommen.

Gesunde Nasennebenhöhlen haben einen immensen Einfluss auf die Lebensqualität. Menschen, die an chronischen Atem- und Riecheinschränkungen leiden, bringen ein höheres Körpergewicht auf die Waage als gesunde Menschen. Der Grund: Vermutlich essen sie mehr, weil sie durch den schlechteren Geschmackssinn weniger Bewusstsein haben. Sie treiben weniger Sport und bewegen sich im Alltag mühseliger. Schon bei kleinsten Anstrengungen müssen sie nach Luft schnappen.

Andere Studien zeigen, dass chronische Sinusitis assoziiert ist mit schlechter Grundstimmung bis hin zu Depressionen und einem erhöhten Herzinfarkt- und Schlaganfallrisiko. »Die letzten Daten stammen aus Korea, da muss man mit einer 1:1-Übertragung auf Europäer etwas vorsichtig sein«, schränkt Beule allerdings ein. Aber woran der Mediziner keinen Zweifel lässt: Die Auswirkungen von kranken Nasennebenhöhlen auf den allgemeinen Gesundheitszustand sind enorm, ebenso die ökonomischen Auswirkungen auf Gesellschaft und Gesundheitssystem. Denn von chronischer Sinusitis sind vor allem Menschen zwischen 35 und 55 Jahren betroffen, also genau die, die voll im Berufsleben stehen. Ständige Nasennebenhöhlenentzündungen führen zu zahlreichen Krankheitstagen und häufigen medizinischen Behandlungen.

Als Ursachen für eine chronische Sinusitis zählt Beule auf: genetische Veranlagung, Störungen der Zilien, Autoimmunerkrankungen und anatomische Engstellen. Neben Kopfschmerzen, Schnupfen und schlechter Nasenatmung ist die Riecheinschränkung das Hauptsymptom einer Nebenhöhlenentzündung.

Achim Beule weiß, wie sehr Menschen leiden, wenn sie nicht richtig riechen können. Dieser Sinn werde oft unterschätzt. Wer nichts riecht, hat weniger Spaß am Schmecken, fühlt sich unwohler, nimmt seine Umwelt anders wahr. »Der Geruch spielt für unterbewusste Entscheidungen und Gefühle eine große Rolle«, sagt er. Zum Beispiel erkennen Babys ihre Mütter über den Geruch. Liebespartner erkennen sich am Duft, überhaupt sucht man sich mit seiner Hilfe erst einen Partner aus. Amerikanische Studien haben gezeigt, dass der Geruch der ersten Freundin eines Jungen korreliert mit dem Geruch seiner Mutter. Das richtige Riechen kann also über glückliche Ehen entscheiden. Kranke Nasennebenhöhlen hingegen können lebensentscheidend sein. Deshalb sollte man sie effektiv behandeln.

Damit man erst gar nicht krank wird, raten Experten, beim ersten Verdacht auf eine Sinusitis Nasenduschen mit Kochsalzlösung anzuwenden. Die hilft auch, wenn die Sinusitis da ist; wendet man sie präventiv an, kann man das Schlimmste vielleicht verhindern. Viren, die meist eine Sinusitis verursachen, fühlen sich in salziger Umgebung nicht wohl und vermehren sich nicht gut darin.

Ist die Entzündung ausgebrochen, helfen nach den neuesten Leitlinien kortisonhaltige Nasentropfen. Schaffen Nasenduschen und Nasentropfen über einen längeren Zeitraum keine Abhilfe, raten Ärzte zu einer Operation. Darüber, ob zum Messer gegriffen wird oder nicht, entscheidet häufig auch, wie sehr sich der Patient in seinem Alltag von der Erkrankung beeinträchtig fühlt. Operationen sind aber nicht das Allheilmittel. Eine chronische Sinusitis kann auch nach einem Eingriff wiederkommen. »Aber bei den Formen, die keine Polypen bilden, passiert das seltener. Die Form, die Polypen bildet, kommt in 80 Prozent der Fälle wieder. Aber dann meistens nicht so schlimm«, sagt Beule.

Das klingt, als tappe man nicht nur bei der Frage, warum wir die Nebenhöhlen haben, noch etwas im Dunkeln, sondern auch bei der Suche nach einer Therapie, die eine chronische Sinusitis sicher in den Griff bekommt. Es gibt also noch einiges zu ergründen bei diesem noch nicht gut entschlüsselten Rätsel unseres Körpers – wer Spaß am Körperhöhlenforschen bekommen hat, kann die Stirnlampe also gern wieder aufziehen.

ZUNGE – EINE GESCHMACKSSACHE

Wenn man selbst nur ein Durchschnittssportler ist, mal hier ein bisschen joggen, da mal eine Runde schwimmen oder Rad fahren, dann können Mehrkämpfer einen schon ziemlich beeindrucken. Athleten, die nicht nur in einer Sache richtig gut sind, sondern genauso bewundernswert weitspringen wie etwa werfen. Zehn-, Sieben- und Fünfkämpfer, aber auch Biathleten, Triathleten, Vielseitigkeitsreiter und nordische Kombinierer können mächtig Eindruck hinterlassen durch ihr vielseitiges Talent. So unterschiedliche Ansprüche, die in jeder Disziplin an sie gestellt werden und denen sie allen gerecht werden.

Bei einer fiktiven Olympiade der Organe wäre die Zunge in jedem Fall ein solcher Mehrkämpfer mit zahlreichen Talenten. Bewegungsakrobat und Sinnesorgan in einem. Das im Schnitt im Ruhezustand etwa sieben bis neun Zentimeter lang und rund siebzig Gramm schwere Muskelpaket in unserem Mund hilft uns zu schmecken, zu tasten, die Nahrung zu verteilen, hilft beim Sprechen, beim Küssen und bei der Gefahren- wie Immunabwehr. Alle Ansprüche, die täglich an sie gestellt werden, erfüllt sie, ohne dass wir davon viel mitkommen.

Fangen wir mal mit Talent Nummer 1 an: der Beweglichkeit. Die Zunge besteht aus vier inneren und fünf äußeren Muskeln. Die inneren verlaufen längs und quer, sie sind für die große Verformbarkeit der Zunge zuständig und werden von einer Bindegewebsplatte umschlossen, die die Muskeln zur Schleimhaut abtrennt. Die äußere Zungenmuskulatur zieht die Zunge nach vorn und hinten. Nur dank ihr können wir unter anderem die Zunge rausstrecken oder ein Eis abschlecken. Doch bedeutender ist: Die umfangreiche Beweglichkeit der Zunge trägt entscheidend dazu bei, dass wir Laute von uns geben können. Ohne Zunge wäre Sprechen, so wie wir es tun, nicht möglich. Welchen Einfluss wir der Zunge beim Sprechen zurechnen, spiegeln auch zahlreiche Sprichwörter wider: »eine lose und spitze Zunge haben«, »mit Engelszunge oder gespaltener Zunge reden«.

Daneben dient die Beweglichkeit der Zunge dazu, dass wir Speisen im Mund verteilen können und dafür am Esstisch unseren Kopf nicht wild nach vorn, links oder rechts werfen müssen. Die Zunge macht das ganz galant und hilft schließlich auch, den zermampften Speisebrei Richtung Speiseröhre zu schieben, um zu schlucken.

Talent Nummer 2: Gefahrenabwehr. Auf der Zunge befinden sich zahlreiche Sinneszellen, die unter anderem fürs Schmecken und Tasten zuständig sind. Wie diese genau funktionieren, das folgt gleich. Aber zuerst: Neben der Aufgabe, uns mitzuteilen, ob der Brotaufstrich nun süß oder salzig ist, haben Sinneszellen auf der Zunge und im Mund auch die Aufgabe, uns davor zu bewahren, etwas Giftiges oder Verdorbenes zu essen.

Dazu sitzen einige Sinneszellen nicht nur auf der Zunge, sondern zusätzlich auch im Rachen und am Kehlkopf. Wird durch diese Rezeptoren festgestellt, dass ein Essensbrocken vermutlich Unwohlsein oder Schlimmeres hervorrufen wird, entsteht unter anderem der Würgereflex, der uns alles wieder ausspucken lässt. Erfolgreiche Gefahrenabwehr schon beim leisesten Verdacht.

Außerdem sorgt die Zunge mit dafür, dass der Speichel in der Mundhöhle verteilt wird. Der Mensch bildet am Tag bis zu eineinhalb Liter Speichel in verschiedenen Drüsen im Mund- und Kieferbereich. Im Speichel befinden sich Stoffe und Zellen der unspezifischen Immunabwehr. Krankheitserreger, Parasiten und anderes Schädliches werden durch *Tonsilla lingualis*, lymphatisches Gewebe am Zungengrund, und Speichel direkt im Mund bekämpft.

Talent Nummer 3: Tast- und Geschmackssinn. Beobachten Sie einmal jemanden, der eine Speise probiert, die er nicht kennt. Ganz instinktiv streckt er dabei vorsichtig die Zunge raus, um zu testen, welche Konsistenz das Essen hat, ob es heiß oder halt ist, süß oder sauer. All das verrät uns nämlich die Zunge.

Während viele Qualitäten der Zunge – ihre Beweglichkeit, ihre Arbeit bei der Gefahrenabwehr, ihre Thermosensibilität oder ihr Tastsinn – wohlbekannt sind, ist das Wissen über die Vorgänge beim Schmecken noch relativ neu. »Erst Anfang der 1980er-Jahre hat man die Geschmacksknospen im Mundraum und auf der Zunge, die die Sinneszellen für den Geschmack beherbergen, überhaupt erst entdeckt«, sagt Professor Wolfgang Meyerhof vom Zentrum für Integrative Physiologie und Molekulare Medizin der Universität des Saarlandes.

Man weiß heute: Insgesamt haben wir im Mundraum im Schnitt zwischen 4000 und 6000 Geschmacksknospen, jede von ihnen eine Ansammlung von fünfzig bis hundert Sinneszellen, darunter nicht nur die für den Geschmack, sondern eben auch welche für Thermo- und Tastempfinden. Man kann die Geschmacksknospen gut sehen, wenn man die Zunge vor dem Spiegel rausstreckt, es handelt sich um die roten, gut erkennbaren Pünktchen. Je nach Form und Lage auf der Zunge gehören die Geschmacksknospen zu den Pilz-, Blätter- oder Wallpapillen.

»Die genaue Anzahl der Geschmackspapillen kann von Mensch zu Mensch schwanken. Man geht aber davon aus, je mehr Papillen ein Mensch hat, umso besser kann er schmecken«, sagt Meyerhof. Es gebe auch sogenannte Superschmecker unter den Menschen: Diese nehmen einen Geschmack schon bei deutlich geringerer Konzentration der Geschmacksstoffe wahr als andere. Man vermutet, dass sie deutlich mehr Geschmackssinneszellen haben. Die Anzahl dieser Sinneszellen kann auch dafür verantwortlich sein, warum manche Menschen eine Speise etwa als besonders salzig empfinden, wo andere noch mal ordentlich nachwürzen.

Die Rezeptoren für die fünf Grundgeschmacksarten – süß, sauer, bitter, salzig und umami (herzhaft, intensiv) – sind über die ganze Zunge verteilt. Wolfgang Meyerhof betont aber, dass wir trotzdem vorn an der Zunge etwas besser süß schmecken und am Zungengrund etwas besser bitter als in anderen Bereichen.

Genau diese beiden Geschmacksrichtungen sind übrigens auch die, die uns schon als Baby angeboren sind. »Süß gilt als attraktiv, weil Muttermilch so schmeckt. Nur durch diese Vorliebe überleben wir die ersten Lebensmonate. Bitter gilt hingegen als aversiv, weil Bitteres oft giftig ist. Diese Eigenschaft schütz den Menschen von Beginn an, sich nicht zu schaden«, sagt Meyerhof.

Für die anderen Geschmacksrichtungen ist weniger klar, ob sie angeboren sind oder nicht. »Ich persönlich nehme aber an, dass auch Babys schon andere Geschmäcker besitzen. Schließlich haben sie ja schon die fertig ausgebildeten Geschmacksknospen im Mund«, sagt der Wissenschaftler. Es gebe zahlreiche Hinweise darauf, dass Föten im letzten Drittel der Schwangerschaft schon schmecken. Sie schlucken jeden Tag von dem Fruchtwasser, in dem sie schwimmen. Das Fruchtwasser wiederum kann Aromen von dem enthalten, was die Mutter zu sich genommen hat.

Sobald das Kind dann richtig isst, findet die Konditionierung für den Geschmack statt. Dem Kind gefällt, was es in der Familie oft zu essen gibt, es schmeckt ihm weniger gut, was etwa einmal Bauchschmerzen hervorgerufen hat. Aus angeborenen und erlernten Geschmacksempfindungen setzt sich dann der ganz eigene Geschmack zusammen.

Damit das alles so verläuft, haben wir für jede der fünf Grundgeschmacksarten zuständige Zellen in den Geschmacksknospen, die Rezeptoren enthalten Andockstationen für die Stoffe, die wir als süß, sauer, salzig, bitter oder umami wahrnehmen. Bestimmte Nerven verschalten die Geschmacksrezeptorzellen im Mund mit dem »Geschmackskern« im Hirnstamm, der die Impulse weiter zur Großhirnrinde leitet. Dort werden die Geschmacksreize erkannt.

Das alles hat die Wissenschaft in den vergangenen rund dreißig Jahren verstanden. Eine Sache gibt den Forschern allerdings immer noch Rätsel auf: »Wir versuchen noch aufzuklären, was auf dem langen Weg von der Zunge bis ins Gehirn eigentlich ganz genau passiert. Denn im Gehirn nehmen wir bewusst wahr, wie etwas schmeckt, und entschließen uns, es runterzuschlucken oder eben nicht. Aber wie das

Gehirn schließlich zwischen süß und sauer oder salzig und bitter unterscheidet, das wissen wir einfach noch nicht«, sagt Meyerhof.

Das besonders Spannende daran, so Meyerhof weiter: »Die Geschmacksnerven im Gehirn sind wiederum mit anderen Nervenfasern verbunden, die dafür sorgen, dass man sich zum Beispiel nach dem Verzehr von Fettigem und Süßem sehr gut fühlt.« Eis und Pommes wirken direkt auf das Belohnungssystem im Gehirn. Wenn man also sagt, das schmeckt mir gut, berichtet man nicht nur von dem, was die Zunge geleistet hat, sondern auch davon, was das Gehirn daraus gemacht hat.

Für Professor Thomas Hummel, der das interdisziplinäre Zentrum »Riechen und Schmecken« der HNO-Klinik des Universitätsklinikums Dresden leitet und außerdem dem Vorstand der Deutschen Gesellschaft für Hals-Nasen-Ohren-Heilkunde, Kopf- und Hals-Chirurgie angehört, hängen nicht nur Gehirn und Zunge beim Schmecken zusammen; die Nase habe ebenfalls Einfluss darauf. »Was wir am Ende ›schmecken‹, steht auch im Zusammenhang mit dem, was die Nase riecht«, sagt er. »Geschmack und Geruch werden zu einer Aromawahrnehmung zusammengesetzt. Nehmen wir das Beispiel Erdbeere; sie schmeckt vor allem süß, erst durch ihren Geruch aber schmecken wir am Ende das typische Erdbeeraroma.« Dass dies tatsächlich so ist, kann jeder feststellen, der schon mal einen Schnupfen hatte. Da schmeckt der Vanillepudding plötzlich nur noch süß und wabbelig, aber gar nicht so richtig nach Vanille. Ohne Geruch fehlt dem Geschmack der Feinschliff.

Thomas Hummel sieht in seiner Klinik Menschen, denen es an »gutem Geschmack« fehlt. Bei denen im System »Geschmacksempfinden« irgendwas nicht richtig funktioniert, weil sie an einer Fehlsteuerung und Erkrankung leiden. »Wenn man solchen Patienten zuhört, merkt man, dass Schmecken sehr viel mit Lebensqualität zu tun hat. Essen ist ein gesellschaftlicher Akt. Wer da nicht richtig teilnehmen kann, leidet. Außerdem laufen Menschen ohne ausgeprägten Geschmack häufiger Gefahr, sich den Magen zu verderben«, so Hummel. Aber auch schon geringe Veränderungen beim Schmecken können das Leben komplett auf den Kopf stellen. »Stellen Sie sich einmal vor, Sie wachen morgens auf und plötzlich schmeckt alles bitter. Das hat dann immensen Einfluss auf Ihre Ernährung und auf Ihr soziales Verhalten«, sagt der Mediziner.

Dass Menschen morgens die Augen aufschlagen und ganz anders oder deutlich weniger schmecken als am Abend davor, das gibt es wirklich. Mediziner sprechen dann von Dysgeusien. Diese Geschmacksstörungen treten besonders häufig zwischen dem fünfzigsten und sechzigsten Lebensjahr auf. Warum genau dann, weiß man nicht. Auch findet man oft nicht die Ursache für diese Störung. Dahinter können Veränderungen an der Erregungsleitung in den Nerven liegen oder Schäden am Gehirn. Manchmal sind es auch Folgen von Operationen im Mund oder hormonelle Fehlentwicklungen. »Oft bleibt die Ursache aber unbekannt«, sagt Hummel. Aus diesem Grund gibt es auch nicht viele Therapieoptionen. Die gute Nachricht dabei: Viele Geschmacksveränderungen bilden sich innerhalb eines Jahres ganz von allein wieder zurück.

Übrigens, die Zunge hat noch ein weiteres Talent: Sie dient auch als Diagnosewerkzeug für Mediziner. Das obligatorische »Ahhhh«-Sagen gehört zu jedem Arztbesuch dazu, zumindest sobald man über Erkältungssymptome und Unwohlsein klagt. Und tatsächlich kann der behandelnde Arzt über das Aussehen der Zunge Rückschlüsse auf den körperlichen Zustand ziehen.

Normalerweise hat die Zunge einen blassrosa Schimmer, sie ist gut durchblutet, leicht belegt und etwas rau. Auch ein paar Furchen darin sind durchaus normal. Leuchtet sie allerdings himbeerrot, ist das meist ein Hinweis auf eine Scharlachinfektion. Kinderärzte lassen sich daher noch oft die Zunge herausstrecken. Haus- und Hals-Nasen-Ohrenärzte fordern ihre Patienten nur dann noch auf, »Ahhhh« zu sagen, wenn sie über die Zunge hinweg die Rachenregion begutachten wollen: Ist sie gerötet, also entzündet, oder sind die Mandeln geschwollen? »Als Diagnoseinstrument hat die Zunge in der Schulmedizin überwiegend ausgedient«, sagt Gesa Meyer-Hamme, Ärztin am Zentrum für Traditionelle Chinesische Medizin des Universitätsklinikums Hamburg-Eppendorf, »seit wir so viel messen können, verlassen wir uns eher auf Geräte, Röntgenbild und Blutuntersuchungen.«

Was in der westlichen Medizin seit den 1970er-Jahren zunehmend – in Kassenpraxen auch aus Zeitmangel – verschwindet, hat in der Traditionellen Chinesischen Medizin (TCM) bis heute eine zentrale Bedeutung. Der Arzt schaut, fühlt, riecht, lauscht. »In der TCM betrachten wir das Gesicht, welche Farbe hat es, wir horchen auf den Klang der Stimme und den Atem, achten auf den Gang des Patienten, wie ist sein Körpergeruch, und vor allem, was verraten sein Puls und die Zunge«, erklärt die Medizinerin. Denn als unverhornte Haut ist die Zunge wie eine Landkarte des Körperinneren, als »Somatotop« bildet sie den Zustand des gesamten Organismus ab. Und zwar erstaunlich vielsagend.

Vier Kriterien sind dabei wesentlich: Farbe, Belag, Beschaffenheit (»Topologie«) und Größe. Ist die Zunge überrötet, deutet das nach TCM-Lesart auf einen »Hitzeprozess« hin, einen entzündlichen Vorgang wie eben beim Scharlach. Eine blässliche Zunge hingegen ist ein »Kältezeichen«, eine bläuliche Zunge entsteht durch Stauungen im Körper, etwa bei organischen Krankheiten sowie durch starke nervliche Anspannung.

Ein gelblicher Belag weist wiederum auf Hitze hin, eine weißliche Färbung auf Kälte, ein schwarzer Belag bildet sich bei einer Vergiftung. »Auch die Einnahme von Antibiotika«, so Gesa Meyer-Hamme, »kann die Zunge schwarz verfärben« – ein Indiz dafür, dass der Organismus das chemische Medikament nicht gut abbaut. Hat die Zunge indes keinen Belag, ist das ein »Leerezeichen«: Dieser Mensch hat gerade nicht so viel Energie. Eine dicke Schicht hingegen weist auf »Fülle« hin, hier stockt der Stoffwechsel.

Besonders aussagekräftig ist die Topologie: Die Zunge kann nicht nur Risse, Furchen und Dellen aufweisen. Es kommt auch darauf an, wo genau auf der Zunge sich diese Höhen und Tiefen befinden, denn sie verraten etwas über die Konstitution. Vorn an der Spitze ist das Areal des Funktionskreises Herz, dahinter liegt das Gebiet des Funktionskreises Lunge. Eine Eindellung hier kann Atemprobleme andeuten, aber auch einen langjährigen Kummer. Diese Emotion ist in der TCM dem Lungenfunktionskreis zugeordnet: Ein Mensch mit einer solchen Zunge kann vielleicht deshalb nicht richtig durchatmen, weil er tief im Innern etwas betrauert. Der Funktionskreis von Leber und Gallenblase indes bildet sich an den Zungenrändern ab. »Sind sie rissig oder rot-hellrot-gestreift«, so Gesa Meyer-Hamme, »leidet derjenige womöglich an Blutarmut, die Leber gilt in der TCM als ›Meer des Blutes‹.« Zahneindrücke hingegen sprechen für ein Ungleichgewicht im Milz-Magen-Funktionskreis.

Bleibt noch die Größe. »Daran lässt sich die Fähigkeit zur Grundregulation ablesen«, erläutert Gesa Meyer-Hamme.

»Eine kleine Zunge spricht für einen Yin-Mangel, so jemand sollte mit seinen Kräften haushalten und nicht die Nächte durcharbeiten.« Aber auch Leistungssportler, die sich permanent verausgaben, »haben manchmal ein kleines Zünglein« – sie können nicht mehr so gut regenerieren.

Und wie ermittelt man die Größe seiner Zunge? »Eine normal große Zunge reicht beim Rausstrecken bis in die Mundwinkel«, erklärt die Ärztin – falls Sie das jetzt vor dem Spiegel ausprobieren wollen.

Aber noch mal zurück zu den Mehrkämpfern. Solche Sportler sind ja nur richtig gut in ihren Disziplinen, wenn sie regelmäßig trainieren. Damit auch das Multitalent Zunge ein Leben lang gute Dienste leisten kann, hat Mediziner Hummel den Tipp, ab und an auch mal Geschmacks- und Geruchssinn bewusst zu trainieren, denn nur dann wird die Nahrungsaufnahme, die für ein Überleben unverzichtbar ist, zum Vergnügen.

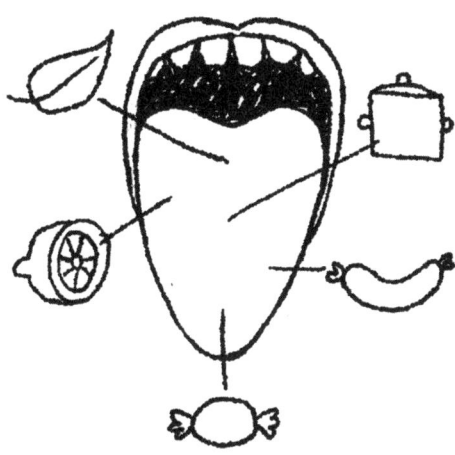

Mittendrin: BRUSTKORB RÜCKEN BAUCH BECKEN

Unser Rumpf – das klingt erst einmal nicht nach viel, eher nach einer schlichten Struktur im Körper. Schaut man dann aber genauer hin, hat dieser doch einiges zu bieten. Zum Rumpf zählen Mediziner nämlich Brustkorb, Rücken, Bauch und Becken. Schaut man von vorn auf den Menschen, gliedert sich der Rumpf wie ein dreistöckiges Gebäude: vom Becken unten angefangen folgt der Bauch und dann der Brustkorb. Die Hinterwand dieses Hauses bildet der Rücken. Lassen Sie uns doch mal die verschiedenen Etagen aufsuchen.

BECKEN

Es wird in diesen Zeiten viel über das Verhältnis der Geschlechter zueinander diskutiert. Genderthemen sind populär in modernen Gesellschaften. Zwischen Jungen und Mädchen, zwischen Frauen und Männern soll es in Sachen Erziehung genauso wenige Unterschiede geben wie später im Arbeitsleben. Und selbst wenn heute Schönheitsindustrie und Medizin viel dafür tun können, dass (fast) jeder unabhängig vom angeborenen Geschlecht – in dem Körper leben kann, in dem er sich wohlfühlt, so gibt es doch ein paar Stellen am Körper, die bei Frauen und Männern einfach unterschiedlich angelegt sind. Selbst Kleidung, Sport oder Operationen können nicht zur gewünschten Änderung führen.

Das Becken gehört dazu. Es setzt sich aus drei Knochen zusammen, die paarweise angelegt sind: zwei Sitzbeine, zwei Schambeine und zwei Darmbeine. Die beiden Schambeine sind vorn über eine Symphyse, ein faserknorpeliges Gelenk, verbunden. Jewils ein Sitzbein, ein Schambein und ein Darmbein sind so fest miteinander verschmolzen, dass sie zusammen ein Hüftbein bilden. Die beiden Hüftbeine grenzen jeweils von links und rechts hinten an das Kreuzbein, eine Verlängerung der Wirbelsäule, die in das Becken hineinragt. Früher bestand das Kreuzbein auch aus einzelnen Wirbeln, die aber im Lauf der Evolution zusammengewachsen sind. Hüftbeine und Kreuzbein sind fest über zahlreiche Bänder miteinander verbunden. Dadurch hat dieses Gelenk zwar wenig Beweglichkeit, aber viel Stabilität. Würde man sich die Anordnung der gerade beschriebenen Knochen aufmalen, könnte man sehen, dass sich ein Ring ergibt. Sicher haben Sie schon mal den Begriff Beckenring gehört, jetzt wissen Sie auch, woher er stammt. Dieser Ring trägt die Hauptlast des menschlichen Körpers.

Das Becken eines Mannes ist in der Regel hoch und schmal, das der Frau breiter, ausladender und niedriger. Manche Frauen mögen das jetzt vielleicht nicht gern lesen, andere sind stolz darauf. In Erotik, Malerei, Film und Mode spielt das weibliche Becken von jeher eine herausragende Rolle. Von der Natur wurde es vor allem dafür konstruiert, dass die Frau Kinder bekommen kann.

Darüber hinaus gibt es am Schambein einen Winkel, der bei Mann und Frau immer unterschiedlich ausfällt. Dieser Winkel heißt bei der Frau *Arcus pubis* und ist neunzig bis hundert Grad groß. Beim Mann heißt er *Angulus subpubicus* und misst nur 75 Grad. Anhand dieses Winkels lässt sich bei einer Leiche das Geschlecht bestimmen. Aber auch zu Lebzeiten: Nirgends sonst unterscheiden sich die inneren Organe des Körpers so gravierend zwischen den Geschlechtern wie in der Region des Beckens – Eierstöcke, Eileiter und Gebärmutter bei der Frau, Prostata beim Mann.

Nach unten hin wird das Becken durch eine Schicht von Muskeln und Bindegewebsplatten verschlossen, den sogenannten Beckenboden. Seine Aufgabe ist es, die Bauch- und Beckenorgane in ihrer Lage zu sichern. Außerdem ist der Beckenboden tagein, tagaus mit Anspannen, Loslassen und Druckausgleichen beschäftigt. Er unterstützt nämlich die Schließmuskeln von Harnröhre und Anus, bei der Frau auch die der Vagina, bei der Arbeit. Außerdem gleicht er eine Druckerhöhung im Bauchraum aus, wenn wir niesen oder husten müssen.

Meist kommen Frauen zum ersten Mal mit dem Thema Beckenboden in Kontakt, wenn sie schwanger sind. Denn die wachsende Gebärmutter mit dem Kind darin drückt stetig auf den Beckenboden – die Geburt bedeutet für diese Muskelschichten puren Stress. Damit sie nach Schwangerschaft und Geburt ihre Arbeit wieder bravourös erfüllen können und sie nicht etwa inkontinent werden, haben frischgebackene Mütter ein Recht auf Rückbildungsgymnastik. Diese Kurse werden von den Krankenkassen bezahlt und von Hebammen und Frauenärzten zu Recht wärmstens empfohlen. Bis nach einer Geburt wieder alles an seinen ursprünglichen Platz gefunden hat, braucht es Zeit und Unterstützung durch gezieltes Training.

BAUCH

Bei allen anderen Körperregionen, die wir in diesem Buch beschreiben, spielen Knochen immer eine entscheidende Rolle. Der Kopf, der Brustkorb, das Becken – überall Knochen, die Stabilität versprechen. Und der Bauch? Das ist wohl die einzige knochenfreie Zone im Körper. Der Bauchraum oder das Abdomen, wie Mediziner sagen, zieht sich von der untersten Rippe bis zum Ansatz der Beckenknochen. Im hinteren Teil, am Rücken, gut, da läuft die Wirbelsäule entlang, aber sonst ist in dieser Zone tatsächlich kein Knochen zu finden. Wabbelig geht es dort zu – bei dem einen mehr, bei dem anderen weniger. Über den Grad entscheidet unter anderem der Fitnesszustand des Menschen. Sind die Bauchmuskeln gut trainiert und ist das Gewicht im Normalbereich, zeigt sich der Bauch meist flacher und fester. Die Muskeln, die die Bauchhöhle vorn und an der Seite umgeben, nennt man Bauchwand. Im Bauchraum selbst befindet sich die Verwertungsmaschine des menschlichen Körpers – die meisten Organe, die wir zur Verdauung benötigen. Wie die Teile eines Puzzles liegen sie eng aneinandergeschmiegt – und ist es nicht unglaublich, dass Dünn- und Dickdarm es zusammen auf einen Schlauch von rund fünf Meter

Länge bringen? Legen Sie mal vier bis fünf Meter Gartenschlauch auf einen Haufen. Sie werden Augen machen, was Sie da für eine Menge im Bauch mit sich herumschleppen.

Und weil es im Bauch eben ziemlich eng zugeht, ist es für den Arzt nicht immer leicht, die richtige Diagnose zu stellen, wenn jemand in der Praxis sitzt und sagt: »Ich habe Bauchschmerzen.« Um besser einordnen zu können, ob es der Magen, der Darm oder etwa die Gallenblase ist, der oder die die Beschwerden verursacht, stellt der Arzt dann jede Menge Fragen. Zum Beispiel: Wo genau tut es weh? Oben im Bauch weist auf den Magen hin, weiter unten auf den Darm. Bei Frauen kann es auch mal für die Gebärmutter oder die Eierstöcke sprechen. Tut es direkt nach dem Essen weh? Dann könnte eine Entzündung im Magen die Ursache sein.

Zurück zur Bauchmuskulatur: Sie setzt sich aus der geraden und schrägen Muskulatur zusammen. Interessiert man sich für ein Sixpack, sollte man den zuständigen *Musculus rectus abdominis* vielleicht beim Namen kennen und ihn trainieren. Die Bauchwand hat neben jeder Menge Muskeln aber auch zwei interessante Reflexe zu bieten: den Bauchhautreflex und den Bauchdeckenreflex. Letzteren können Sie gut bei sich testen, wenn Sie sich von Freunden mal mit Bällen bewerfen lassen oder – eher unangenehm – absichtlich mit dem Beckenknochen gegen eine Tischkante laufen. Dann werden Sie merken, wie sich die Bauchmuskeln zum Schutz der Eingeweide reflexartig zusammenziehen. Im Unterschied zu diesem Eigenreflex des Körpers nutzen Ärzte den Bauchhautreflex diagnostisch. Hierfür streicht der Arzt mit einem spitzen Gegenstand von einer Seite zur Mittellinie des Bauchs. Dabei kontrahiert sich die Bauchmuskulatur auf derselben Seite. Fehlt dieser Reflex, deutet das auf eine neurologische Störung hin.

BRUSTKORB

Als Brustkorb wird die Region vom Hals bis zum Zwerchfell bezeichnet. Sie wird vorn und hinten durch verschiedene Knochen, Muskeln und Bänder begrenzt. Oberhalb des Brustkorbs liegt der Hals.

Vielleicht erinnern Sie sich noch, dass wir im Kapitel »Kopf und Hals« geschrieben haben, der Kopf sei das Wichtigste des Menschen. Würde der Brustkorb diese Zeilen lesen, wäre er vermutlich empört und fühlte sich in seinen Aufgaben alles andere als wertgeschätzt. Denn unablässig gibt er alles, um Lunge, Luftröhre und Herz vor harten Stößen zu schützen. Diese zweifelsohne immens lebenswichtigen Organe umgibt der Brustkorn mit zwölf Rippenpaaren, zahlreichen Muskeln, der Brustwirbelsäule und dem Brustbein wie ein Zelt. Die Organe liegen so in einer sicheren Höhle – eben der Brusthöhle.

Doch die Natur hat dem Brustkorb nicht nur die Aufgabe gegeben, möglichst stabil und widerstandsfähig zu sein, sondern gleichzeitig auch so elastisch, dass der Mensch ausreichend Luft holen kann. Konstruktionstechnisch ist das eine ganz besondere Aufgabe: Die Lunge muss sich in der Brusthöhle ausdehnen und wieder verkleinern können. Hinter dieser Bewegung des Brustkorbs steckt aber noch viel mehr: Sie ist sogar dafür verantwortlich, dass überhaupt Luft in die Lunge strömt, wie wir auch beim Zwerchfell sehen werden.

Atmen ist kein bewusster Vorgang, das machen wir einfach, ob wir nun schlafen, sprechen oder lernen. Atmen wir ein, spannen sich die Muskeln im Brustkorb an, speziell die Muskeln zwischen den Rippen. Damit breiten sich der Brustkorb und die Lunge aus, es entsteht ein Unterdruck in der Lunge, Luft von außen strömt über die Luftröhre ein. Entspannt sich die Muskulatur wieder, atmen wir aus, die kohlendioxidreiche Luft strömt aus. Ohne die Beweglichkeit des Brustkorbs könnten wir also gar nicht leben, wir würden keine Luft bekommen.

RÜCKEN

Bleibt man beim Bild, dass unser Körper ein Haus ist, sind wir mit dem Rücken an der Hinterwand dieses Gebäudes angelangt. Die Bauherren unter Ihnen: Was erwartet man von solch einer Struktur? Richtig, sie sollte stabil sein, im wahrsten Sinne des Wortes Rückhalt geben. Und genau das hat die Natur auch für unseren Rücken als Aufgabe vorgesehen.

Ganz allgemein kann man deswegen sagen, dass alle Elemente im Rücken der Stabilität dienen. Sie machen es möglich, dass der Mensch aufrecht gehen kann. Da wäre zum einen die Wirbelsäule: 33 Wirbel von oben nach unten aneinandergereiht, teilweise verwachsen, in der Form eines doppelten S. Ein solches Konstrukt gibt Halt, keine Frage. Gleichzeitig muss die Wirbelsäule aber beweglich sein, damit wir uns nach vorn und hinten beugen können. Das wiederum garantieren die zahlreichen Gelenke und Bänder, über die die Wirbel miteinander verbunden sind. Durch diese Raffinesse sind Halt und Bewegung gleichermaßen möglich. Zugegeben, so ein Schwanken nach vorn wünschen sich Häuslebauer eher weniger. Für unseren Körper ist es aber unerlässlich.

Zu den knöchernen Strukturen des Rückens zählen neben den Wirbeln noch die Rippen, die an den Brustwirbeln ansetzen. Im oberen Bereich des Rückens finden sich die Schulterblätter. Neben diesen breiten Knochen dominieren am Rücken aber vor allem die Muskeln. Mehrere Muskelschichten stapeln sich dort übereinander: kurze, lange, längs und schräg verlaufende. Durch ihre Vielfalt ermöglichen sie es, dass wir uns in viele Richtungen strecken, drehen und eben beugen können. Der runtergefallene Schlüssel, das Umdrehen und Winken zum Abschied, das Strecken, bis wir ans obere Regalfach kommen – alles kein Ding, unser Rücken macht das schon.

Bei der Rückenmuskulatur unterscheidet man die autochthone Muskulatur und die »eingewanderte« Muskulatur. Autochthon ist Altgriechisch und bedeutet so viel wie »eingesessen«, »an Ort und Stelle entstanden«. Und genau das gilt auch für diese Muskelgruppe. Sie wächst, während der Embryo im Mutterleib heranreift, direkt an und um die Wirbelsäule. Diese Muskelgruppe, zu der auch ganz kurze Muskeln zählen, ist vor allem für das Aufrechthalten der Wirbelsäule zuständig. Dem gegenüber steht die eingewanderte Rückenmuskulatur. Wie ihr Name schon verrät, entsteht sie nicht direkt am Rücken, sondern wandert während der Embryonalentwicklung in den Bereich des Rückens hinein. Genau genommen entwickelt sie sich aus der »Extremitätenknospe«, der embryonalen Anlage, aus der auch Arme und Beine entstehen (diese Entwicklungsgeschichte verrät sogleich, für was die Muskeln dieser Gruppe zuständig sind: Sie verbinden den Rumpf mit den Extremitäten).

Der Rücken ist also tatsächlich so entworfen, dass er dem aufrecht gehenden Menschen den nötigen Halt und die erforderliche Stabilität geben kann. Doch in unserer heutigen Zeit schwächelt er dabei häufig, erfüllt seine Arbeit nicht mehr so lässig wie zuvor. Ein Grund, mal wieder: Wir bewegen uns zu wenig. All die soeben vorgestellten Strukturen, von den Muskeln über die Sehnen bis hin zu den Knochen, müssen gefordert und aktiviert werden, sie wünschen sich das so. Und für was haben wir sie auch sonst?

Doch wenn wir vor allem sitzen, und das die meiste Zeit noch gebeugt mit Blick auf einen Bildschirm, verharren Wirbelsäule und Muskeln in der immer gleichen Stellung; manche von ihnen könnten sogar das Gefühl entwickeln, ihr Dienst werde gar nicht mehr gebraucht. Rückenschmerzen sind die Folge, mittlerweile ein Volksleiden. Nicht selten ist dafür keine eindeutige Ursache zu finden: 80 bis 85 Prozent der Beschwerden sind »idiopathischer« Art. So nennen Mediziner Beschwerden, die sie keinem Auslöser zuordnen können.

Bei der Suche nach einem Grund für Schmerzen im unteren Rücken nehmen Ärzte aber seit einigen Jahren eine Struktur im Rücken vermehrt unter die Lupe: die »Lumbalfaszie« oder »große Rückenfaszie«. Sie gehört zum weitläufigen Bindegewebsnetzwerk in unserem Körper, das alle Muskeln und Organe umgibt und miteinander verbindet – und ist die größte und eine der kräftigsten Faszien im Körper. Ihre rein physische Dimension schildert der deutsche Faszienforscher Robert Schleip: »Die oberflächliche Schicht der Lumbalfaszie verbindet die Faszienhülle des großen Gesäßmuskels mit der Sehnenplatte des großen Rückenmuskels, der zu den beiden Oberarmen zieht. Ihre tiefere Schicht reicht vom Kreuzbein (im Becken) bis zur Nackenfaszie, die wiederum übergeht in die ›Kopfschwarte‹.« Wie ein Korsett stützt sie dabei den Bereich der Lendenwirbel im unteren Rücken, wo die meisten Rückenschmerzen auftreten, etwa wenn die Lumbalfaszie verklebt.

HERZKRANZGEFÄSSE – STÄNDIG UNTER STROM

Keine Frage, jedes unserer Organe hat seine Wichtigkeit, seine unentbehrliche Aufgabe im Körper, damit tagein, tagaus alles reibungslos funktioniert: Atmen, Laufen, Verdauen, Schlafen, Sprechen. Doch das Herz kann ohne Zurückhaltung behaupten, es spiele unter allen Organen noch mal eine ganz besondere Rolle. Denn pumpt es nicht Blut, angereichert mit Nährstoffen und Sauerstoff, in alle Winkel unseres Körpers, kann keins der anderen Organe seine Arbeit tun.

Dabei fällt bei der hohen Achtung für unser Herz häufig unter den Tisch, wer eigentlich dafür verantwortlich ist, dass das Herz genügend Kraft hat, beim erwachsenen Menschen im Durchschnitt 100 000-mal am Tag zu schlagen und pro Minute rund fünf Liter Blut durch den Körper zu schicken: Es sind die Herzkranzgefäße, im Fachjargon Koronararterien genannt. Ohne sie wäre das Herz aufgeschmissen.

Diese Blutgefäße liegen kranzförmig dem Herzmuskel auf (diesem Verlauf haben sie auch ihren Namen zu verdanken) und versorgen ihn von außen bis in die letzten Ecken mit Blut. Das ist eine Besonderheit. Die allermeisten Organe im Körper werden von ihren versorgenden Gefäßen durchzogen. Das Herz hingegen wird über die Koronararterien von außen ernährt und nicht etwa über das Blut in seinen Kammern.

Bei einem Erwachsenen im Ruhezustand verbraucht das Herz selbst für seine Arbeit etwa 4 bis 6 Prozent des Bluts, das es pro Minute in den Kreislauf pumpt. Im Lauf eines Lebens – rechnet man mit einem Durchschnittsalter von 75 Jahren –

transportiert das Herz rund 179 Millionen Liter Blut durch den Körper und schlägt mehr als 2,7 Milliarden Mal.

Das Herz-Kreislauf-System ist das erste funktionsfähige System in unserem Körper. Bereits ab der dritten Entwicklungswoche, manchmal noch bevor die werdende Mutter überhaupt bemerkt, dass sie schwanger ist, nimmt dieses im Embryo seine Arbeit auf, um den 22. Entwicklungstag herum beginnt der *Sinus venosus* zu funktionieren. Er bildet später die Einmündung der großen Hohlvene in den rechten Vorhof. Über die Hohlvene wird sauerstoffarmes Blut aus dem Körper zum Herzen transportiert. Früh in der Entwicklung gelangen über ihn Nährstoffe und Sauerstoff aus der Plazenta an den Embryo. In den ersten Entwicklungswochen eines Menschen funktioniert die Versorgung mit Nährstoffen allerdings noch nicht über Gefäße, sondern durch Diffusion (ein selbstständiges Durchmischen der Stoffe in der Zelle).

Geht es nach der Natur, dann besitzt der Mensch zwei Koronararterien, eine linke und eine rechte. Sie bilden die ersten Abzweigungen der Aorta, kurz nachdem diese aus der linken Herzkammer entsprungen ist. An dieser Stelle haben die Herzkranzgefäße einen Durchmesser bis zu dreieinhalb Millimeter. In ihrem Verlauf über den Herzmuskel verzweigen sie sich allerdings in immer kleiner werdende Äste und dringen von außen in den Herzmuskel ein; die kleinsten Arterien haben dann nur noch einen Durchmesser von wenigen Mikrometern – gerade noch groß genug, damit sich einzelne Blutkörperchen hindurchquetschen können.

Im Normalfall versorgt die rechte Herzkranzarterie die Hinterwand und die linke Herzkranzarterie die Vorderwand des Herzens. Von dieser Standardanatomie gibt es allerdings zahlreiche Normvarianten. Nur bei etwa 50 Prozent der Menschen verlaufen die Koronararterien so, wie es die Natur vorgesehen hat. »Das hat aber in den meisten Fällen keine pathologischen Auswirkungen«, sagt Josef Schöpf, Kardiologe am Kardiocentrum an der Klinik Rotes Kreuz in Frankfurt am Main. Soll heißen, das Herz funktioniert trotzdem einwandfrei.

Das tut es allerdings nicht mehr, sobald Arteriosklerose ins Spiel kommt, dem Laien häufig bekannt als »Verkalkung der Arterien«. Das kann in den Herzkranzgefäßen besonders gravierende Folgen haben: Werden Herzmuskelzellen aufgrund verstopfter Gefäße nicht mehr richtig durchblutet, kommt es zum Herzinfarkt. Je nachdem welche Koronararterie und damit welche Versorgungsgebiete dann betroffen sind, sprechen Mediziner vom Vorder- oder Hinterwandinfarkt.

Dass sich im Lauf des Lebens Ablagerungen in den Gefäßen bilden, ist ganz natürlich. Alterserscheinungen sozusagen. Allerdings kann der Lebensstil erheblich dazu beitragen, in welchem Maße Verkalkungen stattfinden. »Die Herzkranzgefäße sind kein starres System, vergleichbar einem Rohrsystem, sondern ein sensibler Verbund, der durch verschiedene Faktoren geschädigt werden kann, der aber auch über Anpassungs- und Reparationsmechanismen verfügt«, erklärt Ernst Geiß, Kardiologe in Frankfurt, und fügt hinzu: »Die Koronararterien besitzen eine Flexibilität, die faszinierend ist.« Immer wieder erlebt der Mediziner bei seiner Arbeit, dass sich das Herz seiner Patienten schon ein Stück weit selbst geholfen hat, bis sie mit Beschwerden zu ihm in die Praxis kommen.

Verstopfen Arterien am Herzen, sind andere Gefäße in der Lage, sich neu auszurichten und zu wachsen, damit sich Umgehungskreisläufe, sogenannte Kollaterale, bilden können. Sie sorgen dann dafür, dass das Muskelgewebe trotzdem durchblutet bleibt. Überhaupt hat der Herzmuskel die Fähigkeit, »seine

Durchblutung aktiv mitzusteuern«, sagt Geiß. »Das Herz reagiert auf Reize, ob das sportliches Training ist oder eine Form des Sauerstoffmangels, mit der Aussendung von Botenstoffen und der Neubildung von kleinsten Gefäßen am Herzen.«

Diesen Kniff der Natur wollte sich auch die Medizin zunutze machen, um bei schlecht durchbluteten Herzen Abhilfe zu leisten. »Es gab Studien, in denen man versuchte, winzige Löcher mit einem Laser in das Herz zu bohren, verbunden mit der Hoffnung, dass sich Kollaterale bilden und es so zu einer besseren Durchblutung am Herzen kommt«, sagt der Frankfurter Kardiologe. Doch die Versuche scheiterten. Die Natur lässt sich eben nicht so einfach manipulieren und imitieren.

Und da sich selbst mit moderner Medizin einmal geschädigte, sensible Gefäße nicht immer wieder vollständig herstellen lassen, lautet der Appell der beiden Kardiologen aus Frankfurt: Die persönliche Lebensweise kann direkten Einfluss auf die Herzkranzgefäße haben. Das darf man nicht unterschätzen. Schädlich für die Herzkranzgefäße sind Bewegungsmangel, fettreiches Essen, Nikotin und Drogen, aber auch eine Diabeteserkrankung, Bluthochdruck sowie Übergewicht. Diese Risikofaktoren sind meist bekannt, aber »bei vorgeschädigten Gefäßen kann auch hohe mechanische Belastung wie körperliche Anstrengung kleine Einrisse in der Gefäßinnenhaut hervorrufen«, so Geiß. »Dies aktiviert das Gerinnungssystem, was wiederum zu einem Gefäßverschluss führen kann.« Auch Stresshormone könnten Gefäße eng stellen und einen Herzinfarkt auslösen.

Welche Bedeutung all diese kardiovaskulären Risikofaktoren haben, zeigt ein Blick in die Statistik: Für die drei häufigsten Todesursachen in Deutschland sind die Herzkranzgefäße mitverantwortlich. Zu den Ursachen zählen: Durchblutungsstörungen des Herzens, akuter Herzinfarkt und Herzschwäche.

Für den amerikanischen Kardiologen Dean Ornish gehört sogar negatives Denken dazu. Seine These hat der Mediziner in den 1980er-Jahren in San Francisco mit Studien und seinen »Ornish-Gruppen« nachgewiesen. Bei den Teilnehmern haben sich verkalkte Herzkrankgefäße wieder geöffnet, Ablagerungen verschwanden. Das war im Grunde eine Sensation, denn bis dahin hatte man angenommen, der »Gefäßkalk« sei irreversibel. Nun war klar: Die Herzkranzgefäße konnten sich verjüngen, ganz ohne Medikamente. Die Patienten waren stattdessen der überwiegend vegetarischen »Ornish-Diät« gefolgt und hatten ein Bewegungsprogramm absolviert. Vor allem aber lernten sie, allem in ihrem Leben, auch zunächst schwierigen Erfahrungen wie etwa ihrer Erkrankung, etwas Positives abzugewinnen. Bei den Gruppentreffen übten sie, einander nicht zu bewerten, sondern sich mit Toleranz und Wohlwollen zu begegnen und sich dafür zu öffnen, was der andere einem geben kann.

»Ornish nannte das ›mit dem Herzen denken‹«, erklärt Professor Harald Matthes, Geschäftsführer und leitender Arzt Gastroenterologie an der Klinik für anthroposophische Medizin Havelhöhe in Berlin. Zuwendung statt Zynismus. Die von Rudolf Steiner begründete Anthroposophische Medizin geht davon aus, dass der Mensch aus Körper, Seele und Geist besteht und dass alle Erfahrungen, die er macht, einen tieferen Sinn bergen. Als eines von nur acht Krankenhäuser in Deutschland bietet die Havelhöhe deshalb in ihrer Kardiologie ebenfalls regelmäßige »Ornish-Gruppen« an, die hier »Herzschule« genannt werden. Nach dem stationären Aufenthalt können die ehemaligen Patienten sie als Selbsthilfegruppe weiter besuchen. »Untersuchungen haben gezeigt, dass die einjährige Teilnahme an einer solchen Gruppe dazu führt, dass einer von acht Menschen dadurch keinen weiteren Herzinfarkt erleidet«, berichtet Matthes. Die Einnahme von Aspirin-Tabletten – eine weitverbreitete Maßnahme – schütze nur jeden 156. Patienten vor einem erneuten Infarkt. Bei fettsenkenden Statinen (Cholesterinsenkern) gelte das sogar nur für jeden 256. Betroffenen.

»In der Anthroposophischen Medizin betrachten wir das Herz und die Herzkranzgefäße als Mittler«, so Matthes. »Über die beiden großen Schlagadern kommen hier verbrauchtes Blut aus dem Gehirn und nährstoffreiches Blut aus den Stoffwechselorganen wie der Leber an, und das Herz prüft beides und passt seine Frequenz und seinen Rhythmus entsprechend an.« Es verbinde das Denken (Kopf) mit dem Wollen (Stoffwechsel) über das Fühlen (Herz). Diese drei sind umso mehr in Einklang, je mehr Herzenswärme jemand hat, je gelassener er ist.

Sich Dinge buchstäblich nicht zu sehr zu Herzen zunehmen, ist sicher in jeder Lebenssituation hilfreich. Bei Herzbeschwerden sollten Sie aber immer ärztliche Hilfe suchen – und vielleicht machen Sie zusätzlich gute Erfahrungen damit, Ihren Blick auf die Welt zu verändern.

Dass mit den Herzkranzgefäßen etwas nicht stimmt, merken Patienten meist an dem Gefühl von Druck oder Beklemmung hinter dem Brustbein, häufig bei Anstrengung. Manches Mal strahlen Schmerzen von der Brust auch in Nacken, Hals, Unterkiefer, Zähne, Arme oder Oberbauch aus. Dazu können Symptome wie plötzliche Atemnot, Übelkeit, Erbrechen oder Schweißausbrüche kommen.

Tauchen Patienten mit diesen Symptomen bei Geiß oder Schöpf in der Praxis auf, stehen ihnen zahlreiche Untersuchungen bevor, die einen Hinweis auf die Durchgängigkeit der

Herzkranzgefäße geben können. Dazu zählen unterschiedliche EKGs, Ultraschall und weitere Funktionstests. Doch die Königsdisziplin bei der Diagnostik am Herzen stellt immer noch die Katheter-Untersuchung dar. »Sie ist die einzige Möglichkeit, das Innere der Herzkranzgefäße direkt mit Kontrastmittel darzustellen und im Bedarfsfall therapeutisch tätig zu werden«, sagt Schöpf.

Bei einer Linksherzkatheter-Untersuchung wird dem Patienten entweder über eine Arterie in der Leiste oder am Unterarm ein Katheter bis zum Herzen vorgeschoben. Dadurch kann der Kardiologe Kontrastmittel direkt in die Herzkranzgefäße spritzen und diese durch gleichzeitiges Röntgen sichtbar machen. Entdeckt der Arzt tatsächlich bei der Untersuchung Engstellen in den Herzkranzgefäßen, kann er diese mithilfe des Katheters erweitern. Dazu bläht er die Engstelle mit einem kleinen Ballon an der Katheterspitze auf und setzt anschließend meist einen Stent ein, damit sich das Gefäß nicht wieder verschließt.

LUNGENBLÄSCHEN – BITTE EINSTEIGEN!

Es gibt in Deutschland zurzeit ein paar Großbauprojekte, die den Bürger viel Geld und Nerven kosten. Dauerbrenner sind etwa der Flughafen in Berlin oder der Hauptbahnhof in Stuttgart. Seit Jahren wird dort geplant, beraten und emporgezogen, um ein möglichst raffiniertes Bauwerk mit modernster Technik zu konstruieren, in dem tagtäglich Tausende Reisende problemlos abgefertigt werden oder umsteigen können.

Der menschliche Körper ist da den Bauherren um einiges voraus. Zugegeben, die Evolution hatte dafür auch Jahrmillionen Zeit, aber das, was sie da in vollkommener Perfektion gebaut hat, ist einfach immer wieder beeindruckend.

Das gilt im Besonderen für die Alveolen: die rund drei bis vier Millionen (Männer haben etwas mehr als Frauen) Bläschen in unserer Lunge. Bei ihnen stand die Evolution, ähnlich wie die Planer der Großbauprojekte, vor dem Problem, dass ein möglichst reibungsloser, schneller An- und Abtransport von Reisenden, nämlich Sauerstoff und Kohlendioxid, stattfinden muss.

Atmen wir ein, strömt die Luft durch Mund, Nase und Rachen in die Luftröhre, danach weiter in die Bronchien bis zu den kleinsten Verästelungen, den Bronchiolen, die nur noch einen Durchmesser von weniger als einem Millimeter haben. Danach gelangt die Luft in die Lungenbläschen. Auf ihrem Weg dorthin hat die Luft elf Teilungsstellen überwunden, ist sozusagen elf Mal richtig abgebogen.

Die Lungenbläschen sind der eigentliche Ort des Gasaustausches im Körper. Mehrere von diesen im Durchmesser rund 0,1 bis 0,2 Millimeter kleinen Ballons gruppieren sich traubenförmig um das Ende einer Bronchiole. Die hauchdünnen Wände der Alveolen sind von kleinen Blutgefäßen durchzogen. An dieser sogenannten Blut-Luft-Schranke werden Kohlendioxid und Sauerstoff ausgetauscht. Das physikalische Gesetz dahinter: Gase versuchen immer, sich gleichmäßig im Raum zu verteilen. Ist also auf der einen Seite der Blut-Luft-Schranke weniger Kohlendioxid als auf der anderen, strömt das Gas in diese Richtung.

Stellt man sich die Lunge nun wie einen Hauptbahnhof vor, dann sind die Alveolen die Bahnsteigkanten und die Blutgefäße die Gleise. Atmen wir ein, füllen sich die Bahnsteigkanten mit Sauerstoffmolekülen. Die im Blut aus dem Körper herangefahrenen Eisenbahnwaggons in Form von roten Blutkörperchen stehen auf den Gleisen. Da im Waggon viel Kohlendioxid ist, auf dem Bahnsteig aber wenig, strömen die Kohlendioxidmoleküle aus dem Waggon der roten Blutkörperchen Richtung Bahnsteig. Für die Sauerstoffmoleküle gilt genau das Gegenteil, sie wollen unbedingt in die Waggons, weil da kaum Sauerstoff ist. Sind beide Gase ein- beziehungsweise ausgestiegen, fährt der Zug ab. Sauerstoff wird erneut in den Körper gebracht.

Sicher, auch die Bauherren der Großprojekte haben nur begrenzt Platz, ihre Vorstellungen umzusetzen, aber die Evolution stand bei der Lunge schon vor einer besonders kniffligen Aufgabe. Sie musste möglichst viel Oberfläche in diesem Organ unterbringen, in dem der Gasaustausch stattfinden kann, also möglichst viele Bahnsteigkanten konstruieren. Durch kunstvolles Falten, bei dem am Ende während der Entwicklung auch die Lungenbläschen entstehen, ist es ihr gelungen, »in unserem Brustkorb die Fläche eines ganzen Fußballfeldes unterzubringen«, sagt Michael Barczok, Lungenfacharzt aus Ulm. Nur mit dieser großen Ausdehnung kann garantiert werden, dass wir ein ganzes Leben lang ununterbrochen genügend Sauerstoff zur Verfügung haben. Jeden Tag nimmt der erwachsene Mensch im Schnitt 400 bis 800 Liter Sauerstoff auf und atmet dafür mehr als 20 000-mal ein und aus.

Vor der Geburt, im Mutterleib, sind die Alveolen noch in sich zusammengefallen. Erblickt das Kind dann das Licht der Welt, schreit es vor lauter Schreck über die neuen Umstände meist erst einmal kräftig. Das ist wichtig, denn mit dem lauten Schreien holt es das erste Mal tief Luft.

Mit diesem ersten Atemzug füllt sich zugleich die Lunge mit Luft und die Alveolen blähen sich auf. Damit sie dann auch den Rest des Lebens aufgebläht bleiben, hat die Evolution noch eine Besonderheit eingebaut, das sogenannte Surfactant. Das ist eine fettige, phospholipid- und proteinreiche Substanz, die wie ein Film die gesamte Innenoberfläche der Lungenbläschen überzieht und so dafür sorgt, dass die Oberflächenspannung an den Alveolen reduziert wird und diese beim Ausatmen nicht kollabieren. Das Surfactant schießt mit dem ersten Atemzug in die Alveolen ein und spannt sie von da an wie ein Sonnenschirm bis zum Ende des Lebens auf. »Es gibt ein paar seltene Krankheitsbilder, bei denen die Wirkung des Surfactants nachlassen kann. Auch bei Menschen, die sehr lange beatmet werden müssen, kann das passieren. Aber in der Regel ist er eine stabile Größe im Leben«, sagt Barczok.

Probleme gibt es allerdings, wenn ein Kind aufgrund irgendwelcher Komplikationen bereits vor dem sechsten Monat zur Welt kommt. Das Surfactant bildet sich nämlich erst im letzten Drittel der Schwangerschaft. Steht es dem kleinen Körper noch nicht voll zur Verfügung, kollabieren die Lungenbläschen nach der Geburt immer wieder nach dem Ausatmen. Diese Neugeborenen müssen oft auf der Intensivstation beatmet werden.

Seit Anfang der 1990er-Jahre steht Surfactant als Medikament zur Verfügung, das Ärzte Frühgeborenen in die Lunge spritzen können. Tritt die Geburt nicht plötzlich auf, sondern es zeichnet sich schon ab, dass ein Kind vermutlich zu früh auf die Welt kommt, geben Ärzte der werdenden Mutter per Spritze das Medikament, damit die Lunge des Kindes noch im Bauch nachreifen kann. Durch diese beiden Behandlungen hat sich die Zahl der Kinder, die an einem Atemnotsyndrom nach der Geburt sterben, in den vergangenen Jahrzehnten stark reduziert.

Übrigens: Rund 20 Prozent der eingeatmeten Luft verbleiben immer in der Lunge; sie werden zwar beim Ein- und Ausatmen durchmischt, aber die Lunge ist nie ganz leer. Ärzte sprechen dabei vom Totraumvolumen. »Es hat eine ähnliche Wirkung wie das Surfactant«, sagt der Ulmer Pneumologe. »Es trägt auch dazu bei, dass die Lunge nicht in sich zusammenfällt.«

Hört man Barczok länger zu, lässt man sich richtig anstecken von seiner Faszination für die Alveolen. Eine unglaubliche Konstruktion nennt er sie. »Ihren Wert für unser Leben kann man gar nicht genug schätzen.« Und weil das so ist, wird er auch ziemlich deutlich, wenn es um Dinge geht, die die Lunge schädigen: Rauchen und Schadstoffe in der Luft. Man müsse sich einfach bewusst machen, dass der Körper Lungenbläschen nicht nachbilden kann. Sind sie einmal kaputt, stellen sie ihren Dienst ein. Besonders beunruhigend findet Barczok den Trend des Shisha-Rauchens. Andere Ärzte geben ihm dabei recht. Die Anzahl der Menschen, die nach dem Besuch einer Shisha-Bar und dem Genuss von Wasserpfeifen mit einer Kohlenmonoxid-Vergiftung in Kliniken eingeliefert werden müssen, ist in den vergangenen Jahren deutlich angestiegen.

»Neben den üblichen Nebenwirkungen des Rauchens ist bei der Shisha die besondere Gefahr gegeben, dass durch den vielen Rauch in diesen Bars der Mensch mehr und mehr Kohlenmonoxid einatmet. Kohlenmonoxid mögen die roten Blutkörperchen noch lieber als Sauerstoff und nehmen an den Alveolen dann lieber Kohlenmonoxid auf statt Sauerstoff. Damit entsteht eine Unterversorgung im Körper, die lebensgefährlich werden kann«, sagt Barczok. Auf das Bahnhofsbild übersetzt heißt das: Das Kohlenmonoxid steigt schneller in die Waggons ein und wird im Körper verteilt. Der Sauerstoff jedoch steht weiter an der Bahnsteigkante, weil kein Platz mehr im Wagen ist.

Hinzu kommt: »Die Lunge hat in Form von Flimmerhärchen eine Müllabfuhr eingebaut, die unentwegt Dreck, Krankheitserreger oder Feinstaub aus den Bronchien und den Alveolen Richtung Mund transportiert«, sagt Barczok. Mit einer gerauchten Zigarette lege man diese Entsorgungstrupps für rund acht Stunden lahm. Keine schädlichen Stoffe würden mehr abtransportiert. Ein Desaster für die Lunge.

Eine schwerwiegende Folge des Rauchens allgemein kann das Lungenemphysem sein. »Dabei werden die Alveolen teilweise zerstört. Ihre Wände werden grob und dicker und ihre beeindruckende künstlerische Faltung geht verloren«, erklärt der Mediziner. Es steht also weniger Austauschfläche zur Verfügung, die Züge können nicht mehr alle Bahnsteige anfahren und voll beladen werden. Der Mensch hat Atemnot. Am Anfang häufig nur bei Belastung, später auch in Ruhe. Die betroffenen Patienten können dann nur noch überleben, wenn sie zusätzlich Sauerstoff zugeführt bekommen. Laut Schätzungen der Lungenärzte leiden in Deutschland rund eine Million Menschen an einem Lungenemphysem (meist haben sie das fünfzigste Lebensjahr schon überschritten). Ein fortgeschrittenes Lungenemphysem zählt zu den häufigsten Todesursachen weltweit.

Rauchen wie auch über längere Zeit eingeatmeter Asbest-, Beryllium- oder Quarzstaub können auch zu einer Lungenfibrose führen. Bei dieser Erkrankung kommt es zu einer stetigen Entzündung an den Lungenbläschen. Die Wände verdicken sich, der Gasaustausch ist wieder eingeschränkt. »Die Zahl der Patienten mit Lungenfibrose nimmt in den vergangenen Jahren stetig zu. Woran das liegt, wissen wir nicht genau.

Vermutlich hängt es mit dem steigenden Alter der Bevölkerung und der Luftverschmutzung zusammen«, sagt Barczok.

Sowohl gegen das Lungenemphysem als auch gegen die Lungenfibrose gibt es wenig Therapiemöglichkeiten. Kaputt ist kaputt. Aktuell machen spezielle Medikamente, die die Entzündungsprozesse bei der Fibrose zumindest stoppen können, Ärzten und Patienten aber etwas Hoffnung.

Die zerstörten Lungenbläschen können zudem immensen Einfluss auf die Herzfunktion haben. Im Körper hängt eben eins mit dem anderen eng zusammen. Denn werden Lungenbläschen zerstört, gehen auch die Blutgefäße darin kaputt. Das Blut, das die rechte Herzkammer in die Lunge pumpt, kann sich nur noch auf wenige Blutgefäße verteilen. Der Druck in der rechten Herzkammer steigt dadurch an, worauf das Herz aber gar nicht eingerichtet ist. Es wird durch den steigenden Druck geradezu in seiner Pumpleistung überfordert. Das kann zu Herzbeschwerden führen, Leistungsabfall und Atemnot bis hin zum Herzversagen und zum Tod.

Stark gefährdet sind die Alveolen auch, wenn sie sich entzünden. Am häufigsten führen Bakterien zu einer »Pneumonie« oder Lungenentzündung. Antibiotika sind dann unumgänglich und können Leben retten. Manchmal nisten sich bei einer verschleppten Bronchitis hingegen Viren in den kleinen Bläschen ein, was schwieriger zu therapieren ist. In beiden Fällen aber kann die Traditionelle Chinesische Medizin (TCM) die Behandlung begleitend unterstützen, wie Gesa Meyer-Hamme, Ärztin am Zentrum für TCM des Universitätsklinikums Hamburg-Eppendorf, sagt: »Individuelle Kräutermischungen und Akupunktur regen die Selbstheilungskräfte an und fördern vor allem auch die Rekonvaleszenz.« Eine Lungenentzündung ist eine schwere Erkrankung, die nach TCM-Verständnis »viel

Substanz kostet«, wie die Medizinerin sagt. »Eine durchgemachte Lungenentzündung wird daher zeitlebens im Puls tastbar sein.«

Auch deshalb appelliert Pneumologe Barczok: »Achten Sie auf Ihre Lungenbläschen, machen Sie mehrmals bewusst am Tag ein paar Atemübungen, holen Sie tief Luft, strecken Sie sich dabei, damit wirklich auch das letzte Lungenbläschen belüftet wird.«

Denn es ist einfach so: Wir Menschen können einige Tage ohne Flüssigkeit und noch länger ohne Nahrung auskommen, auch auf Schlaf können wir zeitweise verzichten – aber ohne den richtigen Gehalt an Sauerstoff im Blut überleben wir nur wenige Minuten. Und noch ist die Wissenschaft nicht so weit, dass sie dem Menschen Sauerstoff zuführen kann, wenn die Lunge nicht funktioniert. »Aber da ist die Medizin dran«, sagt Barczok. »Zurzeit werden Blutersatzstoffe entwickelt, die Sauerstoff enthalten und dem Körper etwa über eine Infusion zugeführt werden können. Sauerstoffversorgung ganz ohne Einatmen.«

Bis ein solches Verfahren aber salonfähig ist und tatsächlich für viele kranke Menschen verfüg- und bezahlbar, kann es dauern. Statt darauf zu hoffen, sollte man sich doch lieber um seine Lungenbläschen kümmern. Immerhin stecken darin viele Jahrtausende Konstruktionsarbeit. Das sollte man nicht einfach vernachlässigen und zerstören. Wir wissen ja mit Blick auf Berlin und Stuttgart, wie schwierig es ist, etwas wirklich Funktionsfähiges auf die Beine zu stellen.

ZWERCHFELL – JETZT MAL TIEF DURCHATMEN

Kommt 'n Mann zum Arzt. »Herr Doktor«, sagt er, »ich hab seit Tagen ständig Schluckauf.« Sagt der Arzt: »Machen Sie sich mal unten rum frei«, streift sich Handschuhe über und umrundet mit einem Finger den Schließmuskel seines Patienten. Sekunden später ist der Mann geheilt. Kein Witz.

Für seinen irritierenden Ansatz hat der Mediziner Francis Fesmire aus Tennessee vor dreißig Jahren den »Ig-Nobelpreis« erhalten. Mit diesem »Anti-Nobelpreis« belohnt das Satiremagazin *Annals of Improbable Research* jährlich wissenschaftliche Leistungen, »die Menschen zum Lachen und dann zum Nachdenken bringen«. In diesem Fall war es vermutlich umgekehrt und die Methode hat sich – aus verständlichen Gründen – nicht durchgesetzt. Hartnäckiger halten sich Hausmittel wie Luft anhalten, eiskaltes Wasser trinken oder gegen die zugehaltene Nase ausatmen, obwohl auch sie gegen akutes Hicksen nicht immer helfen. Wie die amerikanische Schocktherapie sollen sie den *Nervus vagus,* den zehnten Hirnnerv, mit einem stärkeren Reiz davon ablenken, dass er gerade das Zwerchfell zum Zucken bringt. Das macht er gemeinsam mit dem *Nervus phrenicus*, dem eigentlichen Zwerchfellnerv. Der kann durch zu schnelles Essen (und Luft schlucken), zu kalte, heiße oder scharfe Gerichte oder ein eisgekühltes Bier sowie durch Nikotin gereizt werden und gibt diese Störung ans Zwerchfell weiter, das sich sofort verkrampft (selten ist eine Brustfellentzündung die Ursache). Reflexhaft schließt sich daraufhin die Stimmritze, die einströmende Atemluft stößt abrupt auf die ebenfalls verschlossenen Stimmbänder und die Spannung entlädt sich – hicks!

Eine Theorie bezeichnet das lästige, aber in der Regel harmlose Geschehen als fernen Gruß aus der Zeit der Kiemenatmung. »Bereits die Fische und auch noch die Lurche, entwicklungsgeschichtlich weit vor uns, hatten eine Art Zwerchfell, allerdings im Kopfbereich«, erklärt Michael Barczok, Lungenfacharzt aus Ulm. Auf dem langen Weg zur Menschwerdung ist es nach unten gewandert und hat seinen Nerv mitgenommen: Er tritt oben an der Halswirbelsäule aus, zieht an ihr entlang zur Lungenwurzel und am Herzbeutel vorbei zum Zwerchfell und gilt als anfällig, »weil er eben so allein in der Gegend herumliegt«. In der Regel aber gibt sich das Ganze zum Glück nach kurzer Zeit von selbst. Das Zwerchfell beruhigt sich und verschwindet wieder in der Versenkung, um uns aus der Tiefe des Rumpfes am Leben zu erhalten: ohne Zwerchfell kein Atem.

»Die Leute denken immer, wir atmen mit der Lunge«, ergänzt der Mediziner, »dabei folgt die Lunge nur passiv den Bewegungen des Zwerchfells.« Als wichtigster Atemmuskel ist das Zwerchfell unaufhörlich am Arbeiten, auch nachts im Schlaf, vollautomatisch. Zieht es sich zusammen, weitet es die Lungenflügel, sodass ein Unterdruck entsteht und Atemluft angesogen wird: Wir atmen ein. Entspannt sich das Zwerchfell wieder, sorgt jetzt der Überdruck in der Lunge dafür, dass verbrauchte Atemluft abgegeben wird: Wir atmen aus. Immer im Takt, den das Atemzentrum im Stammhirn vorgibt, eines der ältesten Areale im Gehirn. »Das Zwerchfell funktioniert wie ein Blasebalg«, so Barczok. Und es ist beileibe keine statische Kuppel, als die es oft beschrieben wird, sondern eher ein dynamischer Schwingboden mit raffinierter Aufhängung: Vorn dockt die aus Muskeln und Sehnen bestehende »Querhaut« (das bedeutet das Wort »Zwerchfell« ursprünglich) am unteren Ende des Brustbeins an, nach hinten verlaufend an den unteren sechs Rippen und, erstaunlich tief, an der Lendenwirbelsäule im unteren Rücken. Es verbindet gleichzeitig vordere Muskelketten mit hinteren und seitlich gekreuzten und gibt uns so Stabilität und Halt. Denn das Zwerchfell hält Bauch und Rücken, unsere Flanken sowie Oben und Unten beisammen. Und sorgt für Ordnung im Inneren.

Als größte horizontale Fläche im Körper »trennt das Zwerchfell fast undurchlässig Brustkorb und Bauch«, sagt Michael Barczok, nur die Speiseröhre mit dem sich darum windenden *Nervus vagus* (der mit dem Schluckauf), die Hauptschlagader (Aorta) und die große Hohlvene führen hindurch. Oberhalb des Zwerchfells befinden sich die beiden Lungenflügel und das Herz, das mit der Spitze des Herzbeutels direkt mit dem Zwerchfell und dessen Nerv verbunden ist. Unten sind Magen, Milz, Bauchspeicheldrüse, Leber und Gallenblase sowie der Darm. Wenn sich das Zwerchfell mit jeder Einatmung senkt, bekommt das Herz einen zusätzlichen Impuls für seine Pumpbewegung. Zugleich werden die inneren Organe im Untergeschoss leicht zusammengepresst und massiert, was etwa den Gallenfluss anregt, die Magensekretion und die Peristaltik des Darms, also eine gute Verdauung. Bei der Zwerchfellatmung, die oft Bauchatmung genannt wird, weil die Organe dabei leicht nach vorn geschoben werden, gelangt in den Körper auch mehr Sauerstoff, von dem der gesamte Zellstoffwechsel abhängt. Sogar das Immunsystem profitiert davon.

Der Einfluss des Zwerchfells reicht aber noch weiter: »Beim Atmen kommt es zu leichten Druckschwankungen«, erklärt Barczok, »mit jeder Ausatmung wird das Blut in den großen Venen aus den Beinen nach oben gesaugt, einatmend strömt es bis in die kleinsten Gefäße in den Füßen.« Auch die Lymphe, über die der Körper Krankheitserreger unschädlich macht und sich reinigt, wird so in Fluss gehalten. Ohne ein bewegliches

Zwerchfell kommt vieles im Körper ins Stocken. Besonders, wenn es auch nur teilweise streikt.

»Das Zwerchfell erkrankt selten und ist auch von Atemwegsbeschwerden nur indirekt betroffen«, erklärt Barczok, »es kann aber durch eine Lähmung einseitig ausfallen.« Die Ursachen reichen von Tumoren etwa in den Bronchien bis zu den Folgen eines schweren Infekts, gerade bei Jugendlichen: Der Virus attackiert dabei einen Ast des Zwerchfellnervs, mit der Einatmung senkt sich eine Seite nicht mehr ab, erkennbar im Röntgenbild an einem asymmetrischen »Zwerchfellhochstand«.

Weil das Zwerchfell selbst in der Regel keine Schmerzen hervorruft – selbst das Seitenstechen beim Joggen soll nicht auf sein Konto gehen –, ist ein erster Hinweis darauf, dass etwas nicht stimmen könnte, Atemnot bei Belastung. Michael Barczok empfiehlt deshalb, regelmäßig kleine Steigungen wie Treppen in den Alltag einzubauen und so ein Gefühl für die eigene Kondition zu bekommen. Bewegung tut dem Zwerchfell gut, innerlich die des Atems, äußerlich die von Armen und Beinen und das Beugen, Strecken und Drehen des Oberkörpers. »Wir sollten Bären jagen und herumlaufen«, so Barczok, »dafür ist das Zwerchfell optimiert, stattdessen lassen wir es vergammeln.« Der Mensch und sein Zwerchfell seien nicht dafür gemacht, stundenlang am Schreibtisch zu hocken, womöglich noch mit krummem Rücken vor dem Computer: »Dabei werden die unteren Lungenpartien miserabel belüftet«, ergänzt der Mediziner, »und wenn man außerdem übergewichtig ist, drückt der Bauch von unten gegen das Zwerchfell und behindert es bei der Einatmung.«

Gerade bei Menschen, die deutlich zu viel auf die Waage bringen und an Adipositas leiden, kann das Zwerchfell dem Drängen von unten irgendwann nachgeben und »brechen«.

Ein Teil des Magens zwängt sich dann durch die für die Speiseröhre vorgesehene Öffnung im Zwerchfell und gelangt so nach oben in den Brustraum, wo er nicht hingehört. Starkes Sodbrennen oder auch Herzbeschwerden können darauf hindeuten, bei etwa jedem Zweiten aber macht sich die interne Unordnung nicht einmal bemerkbar.

Neuen Schwung bekommen das Zwerchfell und das eigene Leben durch eine einfache nebenwirkungsfreie Therapie: singen. Tiefes Luftholen bei der Einatmung und vollständiges Ausatmen – wodurch der Klang entsteht – nutzen das gesamte Lungenvolumen, sorgen für einen kompletten Austausch von Kohlendioxid gegen frischen Sauerstoff und trainieren unmittelbar das Zwerchfell. Nach amerikanischem Vorbild und auf Anregung einer Patientin hat Lungenarzt Barczok 2017 in Ulm den »Chor der Atemlosen« mitgegründet: Die Sänger sind allesamt Menschen, die aufgrund schwerer Erkrankungen eine eingeschränkte Atmung haben oder sogar auf Sauerstoff angewiesen sind. »Wenn es dann gelingt, an die Grenze seiner Leistungsfähigkeit zu gehen, ist das besonders befriedigend«, sagt der Arzt, der regelmäßig mitsingt. Eine Studie über den positiven Nutzen gebe es nicht, aber alle fühlten sich gesundheitlich besser, auch dank der neu geknüpften sozialen Kontakte. Singen hat einen Ganzkörpereffekt, weil das Zwerchfell auch mit anderen parallelen Zwischendecken (»Diaphragmen«) im Körper in Beziehung steht: über die »Diaphragmenkette« mit dem Beckenboden, sogar mit dem Fußgewölbe, dem Zungenboden im Mund – und eben mit dem Kehlkopf im Hals. Singen versetzt die Stimmbänder in Schwingung und »ein Stock tiefer« vibriert das Zwerchfell mit und lässt dabei überflüssige Anspannung los. Zugleich gibt der Atem dem Hochhaus Körper mit seinen verschiedenen Etagen von innen her Halt.

»Werden mit der Einatmung das Zwerchfell herunter- und die Eingeweide nach vorn und gegen Wirbelsäule und Beckenboden gedrückt, stabilisiert die ›Bauchblase‹ den Rumpf«, sagt Gesche Ketels, Leiterin der Physiotherapie am Universitätsklinikum Hamburg-Eppendorf, »und die gefüllte Lunge stärkt als ›Luftsäule‹ die Wirbelsäule.« Die Gesundheitsökonomin und Physiotherapeutin ist in Reflektorischer Atemtherapie ausgebildet und hat viele Jahre mit Patienten gearbeitet, die künstlich beatmet werden mussten und nicht bei Bewusstsein waren. Über eine Hand der Menschen stimulierte sie regelmäßig Rezeptoren an Muskeln und Gelenken, die auch das Atemzentrum beeinflussen. Dieses funkte wiederum an das Zwerchfell, damit der Kontakt nicht abriss – weil das Zwerchfell ja gerade nur mit maschineller Unterstützung antwortete. Denn wie jeder Muskel, der nicht aktiv genutzt wird, beginnt es »sich schon nach einem Tag umzubauen«, es verliert an Masse und damit an Funktion.

Gesche Ketels unterstützt aber auch Leistungssportler, die mit einer Asthmadiagnose zu ihr kommen und sich doch nur eine falsche Atembewegung angewöhnt haben: Manche ziehen beim Einatmen den Bauch ein und verhindern so eine gesunde »Bauchblase«. Und sie sieht die Auswirkungen, die der größte Feind des Atems und damit des Zwerchfells hervorruft: Stress. Dabei steigt der Muskeltonus allgemein im Körper, und an bestimmten Stellen kann er sich besonders manifestieren. »Den packt sich jeder woanders hin«, so Ketels, »zum Beispiel ins Zwerchfell, aber auch in die Schultern, in den Rücken oder in den Gesäßmuskel.« Lösen sich dann in der Behandlung die Verspannungen, fließen manchmal auch Tränen. »Das erkläre ich immer damit«, so Ketels, »dass wir in der Welt funktionieren müssen und dazu eine bestimmte Muskelspannung brauchen.« Hat nun jemand zum Beispiel den Tod eines geliebten Menschen emotional nicht verarbeitet, sondern hält die damit verbundenen Gefühle unbewusst mit den Muskeln noch fest, können sie sich lösen, wenn die Anspannung im Körper nachlässt und das Zwerchfell wieder freier schwingt.

Dieser Zusammenhang war schon dem Begründer der Reflektorischen Atemtherapie bewusst, dem Münchner Arzt Ludwig Schmitt. Mit seiner Methode behandelte er nach dem Zweiten Weltkrieg Menschen, die in den Jahren zuvor viel Leid erlebt hatten. »Das alles wurde zugedeckt durch einen muskulären Panzer, der ihnen half, im Alltag zurechtzukommen«, berichtet Ketels. Schmitt habe seinen Patienten dabei helfen wollen, »ihr Zwerchfell zu befreien und wieder in eine komplexe Atembewegung zu kommen«. Komplex meint einen dreidimensionalen Atem, der den Körper innerlich vollends erfüllt und bei dem das Zwerchfell sich rhythmisch bewegt.

Die Griechen verorteten einst im Zwerchfell den Sitz der Seele. Gefunden hat man sie hier nicht, aber zumindest scheinen an dieser Stelle das Körperliche und das Seelische einander deutlich zu berühren. »Es hat mir den Atem verschlagen«, »Mir blieb der Atem weg« oder »Es stockt einem der Atem« – unsere Sprache hat viele Redewendungen, um zu beschreiben, wie unangenehme Erlebnisse sich auf den Atem und den Zustand des Zwerchfells auswirken können. Geht es einem von beiden nicht gut, wirkt sich das auf den anderen aus. Auch festgefrorene Gefühle sowie negative Gedanken und in der Kindheit gewonnene Überzeugungen wie »Ich muss perfekt sein, um geliebt zu werden« können einem dauerhaft den Atem nehmen.

»All das kann neben Fehlfunktionen von Organen und anderen Geweben zu ungünstigen Atemmustern führen, die sich im Zwerchfell spiegeln«, sagt Torsten Liem, Leiter der Osteopathie Schule Deutschland und einer osteopathischen Lehrpraxis in Hamburg. Die manuellen Ansätze der Osteopathie beschreibt er als »Behandlung von Bezügen zwischen einzelnen Strukturen«. Demnach gibt es – ähnlich wie in verschiedenen atemtherapeutischen Konzepten – im Körper keine isolierten Bereiche. Alles ist mit allem verbunden, über Nerven, Gefäße, Hormone, Muskelketten, Sehnen – und Faszien. Das sind Bindegewebshüllen, die alles umkleiden und miteinander in Beziehung setzen, auch das Zwerchfell. Wie ein Seismograf reagiert es auf Spannungen.

»Das Zwerchfell ist so zentral, dass wir es immer auch anschauen«, so Liem, ob bei einer Magenschleimhautentzündung, bei Verstopfung oder Nackenverspannungen, einer Blasenschwäche (über die Verbindung zum Beckenboden) oder einer Verkürzung des Iliopsoas, eines der Hüftbeuger. Der scheint weit weg, im Oberschenkel, zieht aber durchs Becken hinauf zur unteren Wirbelsäule, wo er, von außen unsichtbar, auf das Zwerchfell trifft. Liem und seine Kollegen untersuchen dessen Zustand vor allem auch auf emotionale Belastungen.

»Chronischer, lang anhaltender Stress«, sagt der Osteopath, »aktiviert die Hypophysen-Nebenniere-Achse und das sympathische Nervensystem, was zu vielen chronischen Zivilisationsleiden führt.« Dagegen hat der *Nervus vagus*, als Teil des parasympathischen und für Entspannung zuständigen Nervensystems, dann kaum noch eine Chance. »Bin ich aufgeregt, atme ich flacher und schneller«, so Liem, »bin ich hingegen depressiv, atme ich flacher und langsamer.« Es sei normal, dass der Mensch auch mal traurig ist – und dass die Atmung dies widerspiegelt. Eine dauerhafte Erregung aber begünstige bestimmte Gefühle und Gedanken, die sich wiederum in der Atmung und im Zwerchfell zeigen – ein Teufelskreis. Hier setzt der Osteopath an, zumal sich direkt unter dem Zwerchfell der Solarplexus befindet, ein weiteres wichtiges Nervengeflecht. »Ist das Sonnengeflecht verkrampft und entspannt sich wieder, entspannt sich auch das Zwerchfell und die Atmung geht automatisch tiefer«, sagt Liem und erzählt, dass der bekannte amerikanische Mediziner und Osteopathie-Pionier Robert Fulford das Sonnengeflecht stets »das emotionale Gedächtnis des Körpers« nannte. Hier bleibt also hängen, interessanterweise in der Nähe des Darms, was wir emotional nicht verdauen. So etwas schwächt und raubt Vitalität. Wie ein Faustschlag, dessen Auswirkungen noch spürbar sind, von dem wir aber längst vergessen haben, dass es ihn gab.

Auch eine psychische Erkrankung wie eine akute Posttraumatische Belastungsstörung (PTBS) könne begleitend mit Osteopathie behandelt werden. Liem berichtet von einem Patienten, der angefahren worden war und sich danach nicht mehr auf die Straße traute. Sah er eine bestimmte Automarke, ging sein Atem schneller, weil er erneut den Stress des Unfalls erlebte. Im Zwerchfell hing das Ereignis fest, durch die osteopathische Behandlung habe es sich allmählich gelöst. Das Zwerchfell durfte die Anspannung abgeben, durch tiefes, bewusstes Atmen gewissermaßen abatmen. »Das nimmt die Erregung aus dem Körper heraus, bis sie abklingt«, sagt Liem.

Und das gilt auch im Alltag. Jeder kann mehrmals am Tag darauf achten, ob er noch in den Bauch atmet oder, vor lauter Stress und Hektik, nur noch ganz reduziert in die oberen Lungenspitzen. Dann hilft es, drei tiefe Atemzüge zu nehmen. Denn das Zwerchfell gehört zu den quergestreiften Muskeln: Obwohl es unwillkürlich dem Rhythmus des Atemzentrums unterliegt, können wir es auch willentlich ansteuern und aktivieren.

In jedem Moment. Jetzt.

GALLERTKERN – TIRAMISU IN DER WIRBELSÄULE

Von wegen Eis mit heißen Himbeeren. Der Dessertgipfel schlechthin ist schon seit einigen Jahren das Schokoküchlein. Rein äußerlich besteht es aus festem und dabei fluffigem Teig. Aber sticht man hinein, offenbart sich ein flüssiger Kern, der sich sämig auf den Teller ergießt. So ähnlich stellen sich viele Menschen einen Bandscheibenvorfall vor: dass die flüssige Mitte der Bandscheibe quasi ausläuft und dann aber auf einen Nerv im Rücken drückt, was schrecklich wehtut.

Tatsächlich aber ist das Innere einer Bandscheibe gar nicht flüssig und nicht einmal so wabbelig wie ein Wackelpudding aus Gelatine, obwohl das der wissenschaftliche Name »Gallertkern« nahelegt. »Bei Kindern ist die Mitte der Bandscheibe noch weich, aber schon in der Pubertät verhärtet der Kern«, sagt Professor Hans Jörg Meisel, Direktor der Klinik für Neurochirurgie am Klinikum Bergmannstrost in Halle an der Saale. »Die Abgrenzung zwischen dem gallertartigen Kollagen in der Mitte und dem Kollagen der Ringstruktur drum herum, dem Anulus, verschwindet in dieser Zeit und gleicht sich an.« Meisel spricht von »altersentsprechender langsamer Degeneration«, die, aus Laiensicht, doch erstaunlich früh im Leben beginnt. Und das ist nicht das einzige Überraschende am Gallertkern in jeder Bandscheibe der Wirbelsäule.

Schauen wir uns diese zunächst von außen und im Ganzen an: Als Zentrum unseres Skeletts hält sie den Kopf oben und verbindet ihn mit dem Becken, an dem wiederum die Knochen der Beine andocken. Dazu verläuft die Wirbelsäule in der Mitte des Rückens, aber nicht als fixer, gerader Stab. Um möglichst stabil und gleichzeitig flexibel zu sein, beschreibt sie zwei S-Kurven (daher das dezente Hohlkreuz, die Lordose, im unteren Rücken und im Halsbereich) und besteht aus 24 ebenfalls knöchernen beweglichen Elementen, den Wirbelkörpern oder einfach Wirbeln. Von oben nach unten werden sie zusehends dicker, weil der untere Rücken das meiste Gewicht tragen muss.

Der Aufwand der Evolution, unser Rückgrat in lauter Bestandteile zu zerlegen, würde aber keinen Sinn machen, wenn die Wirbel direkt aufeinanderlägen und dadurch lose wären und womöglich verrutschen oder verkanten würden. Stattdessen wurde zwischen jeden Wirbel eine Schicht gepackt, ähnlich wie beim italienischen Nachtisch Tiramisu: Auf Löffelbiskuit folgt Mascarponecreme, dann wieder Keks, dann wieder Creme und so weiter. In der Wirbelsäule sind 23 Bandscheiben die Creme, natürlich nicht in der Konsistenz, wie wir gesehen haben, aber in der Bedeutung. Sie erlauben uns die geschmeidige Aufrichtung in die Senkrechte, ziehen uns quasi hoch, was »tira-mi-su!« übersetzt heißt.

Eine Erfolgsrezeptur. Denn zugleich können wir dank der Bandscheiben den Oberkörper und den Hals strecken und beugen, und zwar nach vorn und hinten, wobei die Wirbelkörper sich einander zuneigen oder aufeinandertreffen. Wir können den Rumpf drehen und ihn seitwärts neigen. Beim Gehen und Laufen, oder wenn wir von einer Mauer springen, fungieren die Bandscheiben als Stoßdämpfer und schützen damit die gesamte Konstruktion sowie den Wirbelkanal innerhalb der Wirbelsäule – wo das empfindliche Rückenmark mit den Fasern des zentralen Nervensystems verläuft, über die jeder Bewegungsimpuls an das periphere Nervensystem und an Arme und Beine weitergegeben wird. Je abwechslungsreicher wir uns bewegen, desto mehr werden dabei die Bandscheiben an verschiedenen Stellen komprimiert, vorn, hinten, an den Seiten. Mal mehr die oben, die etwa sieben Millimeter dick sind, dann eher die unten im Rücken, die rund zehn Millimeter messen und nicht rund sind, sondern »bohnenförmig«, wie Professor Meisel betont.

Damit die Bandscheiben ihrem Namen gerecht werden und als ganze Scheiben jeweils zwei Wirbel vollständig miteinander »verbinden«, haben sie, ähnlich wie der Darm über seine Zotten, eine vergrößerte Oberfläche. »Der Knorpel, aus dem die Bandscheiben bestehen, bildet Ausstülpungen in den Knochen darüber und darunter«, so Meisel, »das sieht aus wie die Deckengewölbe in einer gotischen Kathedrale oder wie viele kleine Saugnäpfe nebeneinander.« Und zu saugen gibt es einiges, denn um gesund zu bleiben, sind die Bandscheiben auf Nährstoffe und Sauerstoff angewiesen. Beides erreicht sie zusammen mit Wasser, und das ist gewissermaßen der Espresso beim Tiramisu, der den Biskuit durchtränkt und bis zur Creme vordringt.

An dieser Stelle kommt der Gallertkern ins Spiel, denn er wird ebenfalls durchfeuchtet. Der Kern macht etwa ein Drittel bis die Hälfte der Bandscheibe aus. Wie der Rest besteht er aus Kollagen und damit aus Aminosäuren, die aber andere Eigenschaften aufweisen: »Der Kern oder Nucleus kann mehr Wasser aufnehmen«, wie Meisel erklärt. Das gelangt deshalb auch nicht über den Ring in die Bandscheibe, sondern über den jeweiligen knöchernen Wirbelkörper darüber. Und weil Bandscheiben keine eigenen, sie versorgenden Gefäße besitzen, geschieht dies über ein besonderes System, das der Diffusion.

Im menschlichen Körper wird diese Technik häufig verwendet, um gelöste Teilchen in Flüssigkeit oder Gase wie Sauerstoff über eine bestimmte Barriere, etwa eine Zellmembran, zu transportieren. Damit das funktioniert, gibt es einen »Konzentrationsgradienten«: Auf der einen Seite der Barriere müssen weniger Teilchen oder weniger Anteile eines Gases vorhanden sein als auf der anderen. Physikalischen Gesetzmäßigkeiten folgend, streben Teilchen oder Gase aber immer einen Konzentrationsausgleich an: Sie wollen sich auf beiden Seiten der Barriere gleichmäßig verteilen und strömen deshalb ganz automatisch dorthin, wo sich weniger von ihnen befinden (wie wir es auch bei den Lungenbläschen gesehen haben).

So weit die Theorie. Im Körper ist das Diffundieren an manchen Stellen aber schwieriger als an anderen. Das kann von der Größe des Moleküls abhängen, das die Barriere passieren will, von der Temperatur, der Flüssigkeit, in der es gelöst ist, oder von bestimmten Poren in der Membran. Manchmal strömen Teilchen also nicht einfach passiv von der einen auf die andere Seite. Für solche Fälle hat sich der Körper Tricks einfallen lassen. Er koppelt dann Stoffe an Transportproteine, die ihre Fracht auf die andere Seite schleusen – etwa Hormone.

Bei den Bandscheiben setzt die Diffusion mit der Geburt ein. Was rätselhaft ist, denn während der Schwangerschaft werden sie über Blutgefäße versorgt. »Man weiß nicht genau, warum in diesem Moment auf Wasserauf- und -abnahme umgestellt wird«, berichtet Meisel, vermutlich spielten die jetzt auf das Kind unmittelbar einwirkende Schwerkraft und die veränderten Druckverhältnisse außerhalb der Gebärmutter eine Rolle, »aber da ist viel Hypothese dabei«. Sicher ist: Eine feinmaschige Membran hält von nun an Blutzellen zurück, in die Bandscheiben gelangt nur noch gefiltertes Blut, und das ist im wesentlichen Wasser mit Nährstoffen und Sauerstoff. Die Bandscheiben brauchen diese Flüssigkeit, um ihre Funktion als Abstandhalter zwischen den Wirbeln zu erfüllen, die Beweglichkeit der Wirbelsäule zu garantieren und wie Wasserkissen

Stöße abzumildern. Tagsüber, wenn wir aufrecht stehen, wird das Wasser aus den Bandscheiben wieder in die Knochen gedrückt »und dort in das venöse System«, so Meisel. Nachts, wenn wir im Bett liegen, schlafend und scheinbar untätig, hat der Körper Zeit für Reparaturen und andere Arbeiten: Das Gehirn verwertet Eindrücke des Tages, die Bandscheiben regenerieren sich. In der Horizontalen füllen sich die Zwischenwirbelscheiben wieder auf, indem sie Wasser und Nährstoffe und Sauerstoff über den Wirbelkörper aufnehmen – sodass wir morgens etwa einen Millimeter größer sind als am Abend zuvor. Für eine beständige Flüssigkeitszufuhr und Erneuerung der Bandscheiben braucht es letztlich beides: Bewegung und Aufrichtung am Tag und Ruhen und Liegen in der Nacht. Alte Menschen werden kleiner, weil ihre Bandscheiben tendenziell nicht mehr so viel Wasser aufnehmen – auch weil sie sich und ihre Wirbelsäule weniger bewegen.

»Es gibt aber auch Achtzigjährige mit gesunden Bandscheiben und Fünfundzwanzigjährige mit schweren Degenerationen«, sagt Meisel. Der Knorpel und vor allem der Kern verhärten dann übermäßig stark und schnell und nehmen weniger bis kein Wasser mehr auf, wie es auch – allmählich – beim natürlichen Alterungsprozess geschieht. Die Gründe dafür sind vielfältig. Genetische Defekte und erlittene Traumata an der Wirbelsäule gehören dazu, außerdem einseitige nährstoffarme Ernährung und wenn man zu wenig Wasser trinkt. »Vor allem Rauchen verringert die Mikrozirkulation im ganzen Körper, es kommt zu Kalkablagerungen und die Gefäße verstopfen«, erklärt Meisel. Bei den Bandscheiben und ihrem Kern kommt dann einfach nichts mehr an. Sie trocknen aus.

Und schließlich: Mangelnde Bewegung und Fehlhaltungen können die Bandscheiben und ihren Kern besonders schädigen. Wer dauerhaft mit gerundetem Rücken vor dem Computerbildschirm sitzt, ohne für körperlichen Ausgleich zu sorgen, übt auf die Rückseite der Bandscheiben permanenten Zug aus. Mit den Jahren kann ein äußerer Ring deshalb umso schneller spröde werden. Dann braucht es nur noch einen Bierkasten, den man mit durchgestreckten Beinen hochhebt und der Bandscheibenvorfall ist da: Der trocken gewordene Kern »fällt« dabei »vor«, durch den ebenfalls trockenen und deshalb rissigen Ring. Meist geschieht dies im unteren Rücken, wo die Wirbelsäule sich von Natur aus nach vorn in Richtung Bauch wölbt, was hängende Schultern und ein einsinkendes Brustbein aber ständig torpedieren und in die Gegenrichtung zwingen.

In der Regel hat ein Bandscheibenvorfall also eine lange Vorgeschichte. Und es gibt sozusagen Sollbruch- oder besser »Soll-Vorfall-Stellen« – sie sind just dort, wo einst im Mutterleib Adern die Bandscheibe mit Blut versorgt haben. Diese führten durch das Längsband auf der Rückseite der Wirbelsäule, das die einzelnen Wirbelkörper und die Bandscheiben vom Hals bis zum Beckenrand miteinander verbindet. Zurück bleibt jeweils ein Löchlein, durch das sich bei einem Bandscheibenvorfall Gewebe aus dem Kern seinen Weg bahnt: »Die Gefäßanlage aus der Embryonalzeit ist ein Schwachpunkt der Bandscheibe, sie wirkt wie eine natürliche Austrittspforte«, erklärt Meisel.

Nicht immer aber müsse ein Bandscheibenvorfall Beschwerden verursachen. Er bleibe so lange unbemerkt, bis er, etwa durch ein »Verhebetrauma«, auf einen Nerv treffe, der an eben dieser Stelle aus der Wirbelsäule austritt, um etwa ein bestimmtes Organ zu versorgen oder die Beine und Füße – wo es dann zu Taubheitsempfindungen kommen kann.

Sind Kern und Ring dauerhaft unterversorgt von Wasser und Nährstoffen, werden sie flacher und instabiler. Weil das nicht gut hält, bildet der Körper – immer um eine praktische Lösung bemüht – auch gern mal eine »Knochenspange«: einen knöchernen Auswuchs von einem Wirbelkörper zum anderen. »Dadurch versteifen die Segmente«, erklärte Meisel, »was man aber nicht unbedingt bemerken muss.« Treten dann Schmerzen auf, liegt die Ursache lange zurück, ähnlich wie bei einem Bandscheibenvorfall. Die Therapie dafür hat sich über die Jahre geändert. »Vor zwanzig Jahren haben wir an unserer Klinik jährlich 650 Patienten wegen eines Bandscheibenvorfalls operiert«, sagt Meisel, »inzwischen sind es nur noch etwa 270.« Wobei die Zahlen für Eingriffe an Bandscheibe und Wirbelsäule in Deutschland allgemein stark gestiegen sind, allein von 2007 bis 2015 um 71 Prozent. Kritiker weisen darauf hin, dass Patienten vor einer Bandscheiben-OP eine zweite Meinung einholen sollten, häufig sei ein solcher Eingriff nicht erforderlich und man könne zunächst auf konventionelle Art versuchen, die Beschwerden in den Griff zu bekommen – mit Schmerzmitteln, Massagen und Physiotherapie. Am Klinikum in Halle beispielsweise haben minimalinvasive Schmerztherapien deutlich zugenommen, »von 600 auf 1600 im Jahr«.

Die Methode ist beliebt bei Patienten, man holt sich eine Spritze, die Schmerzen verschwinden und das Ganze hält eine Weile, bis die Entzündung rund um den Vorfall vielleicht wieder aufflammt. »Das birgt aber auch Risiken«, sagt Meisel, »durch wiederholtes Spritzen können möglicherweise Keime in dieses Areal gelangen und zu einer Infektion führen, die dann oft auch den Knochen betrifft, und das ist viel schwieriger und aufwendiger zu behandeln.« Bei einem »sehr großen Bandscheibenvorfall« mit starken Schmerzen und neurologischen Ausfällen wie Taubheitsempfindungen oder Lähmungen würde man indes immer noch möglichst umgehend operieren. Auch hier eine Zweitmeinung einzuholen kann sinnvoll sein.

»Eine akute Indikation zur Operation beim Bandscheibenvorfall besteht heute nur bei sensiblen oder motorischen Ausfällen wie Missempfindungen, Taubheitsgefühlen, muskulärer Schwäche oder einer Lähmung«, sagt Christian Schmincke, Chefarzt der Klinik am Steigerwald in Gerolzhofen. Schmerzen allein bedeuteten indes nicht, dass operiert werden müsse, zumal »auch ein großer Bandscheibensequester, also ein Stück abgetrennte Bandscheibe, mit der Zeit resorbiert wird oder zusammenschrumpft«. Sein Haus im Nordosten von Würzburg setzt bei einem solchen Prozess sowie bei Rückenleiden allgemein auf die Mittel der Traditionellen Chinesischen Medizin (TCM) – auf Akupunktur, Kräuterrezepturen, Wärmebehandlungen mit Moxa –, um in Schonhaltungen verhärtete Muskeln zu lockern. Vor allem aber prüfen Schmincke und seine Kollegen »die Säfte«, ein Begriff, den es bis vor rund 200 Jahren auch in der europäischen Medizin gab und der heute noch in der Naturheilkunde verwendet wird. »Die TCM guckt sich genau die Beschaffenheit von Blut, Lymphe, Wasserhaushalt allgemein und damit auch des Gallertkerns an«, erklärt Schmincke, »so erfahren wir, ob der Stoffwechsel richtig arbeiten kann.« Dabei spiele auch der Darm eine große Rolle. Ein gesunder Rücken hängt demnach von einem gesunden Bauch ab – nicht nur, was die Muskeln angeht. Für die Patienten heißt das oft: fasten. »Bessert sich dann der Stuhlgang und werden toxische Eiweiße ausgeschieden, die lange im Bindegewebe gespeichert waren, gehen die Beschwerden oft unmittelbar zurück.«

Die Patienten leiden oft auch an Entzündungen in der Rückenregion mit dem Bandscheibenvorfall. »Diese sprechen in der Regel zwar gut auf die üblichen Schmerzblocker an, wodurch aber leicht die eigentliche Ursache verdeckt wird«, so Schmincke. Das können »untergetauchte« Atemwegsinfekte sein, die man nun gezielt wieder hervorholt – indem das Immunsystem dazu angeregt wird, einen ordentlichen Schnupfen zu produzieren. Denn ein früherer durfte nicht ausheilen, weil die Menschen schnell wieder fit sein wollten. Wird aber, so das TCM-Verständnis, eine Erkältung durch Medikamente unterdrückt, versucht der Körper in den Organismus eingedrungene »Kälte« durch Wärme auszugleichen, zum Beispiel mit einer Entzündung. Symptome wie Husten, Schnupfen, Heiserkeit und Mattigkeit verschwinden dann scheinbar, tatsächlich aber sinken sie nur tiefer in den Körper und machen sich zum Beispiel am Rücken bemerkbar – zumal wenn jemand dort ohnehin schon eine Schwachstelle hat.

»Ausruhen und regenerieren ist wichtig, als Gegenpol zur Aktivität«, erklärte Schmincke, »aber wir machen das oft mit Chips und Alkohol vor dem Fernseher.« Das erstaunt sicher viele, aber auch wenn sich das Bier oder Glas Wein vom Abend zuvor am nächsten Morgen nicht mehr bemerkbar macht, »das Zusammenspiel von An- und Entspannung der Muskulatur, auch im Rücken, wird ungenauer«, sagt Schmincke, »und kommt das regelmäßig vor, verschlackt das Gewebe«.

Neben mangelnder Bewegung und zu salzhaltiger, entwässernder Ernährung gibt es aber noch eine weitere Ursache, die auch die Schulmedizin erkannt hat und wegen der sie Rückenbeschwerden, selbst Bandscheibenvorfälle, (auch) als psychosomatisch einordnet: seelische Belastungen wie Stress, Überlastung allgemein, Trennung oder Tod eines Angehörigen. Das sitzt einem dann buchstäblich im Kreuz. Schmincke hat es am eigenen Leib erfahren, wie sehr muskuläre Spannung Ausdruck von psychischer Anspannung sein kann: »Ich musste eine schriftliche Arbeit abgeben, stand deshalb stark unter Druck, weil ich es neben meinem Job nicht geschafft habe. Ich hatte starke Rückenschmerzen, und trotz Massagen und Akupunktur konnte ich nur gerade so laufen.« Schließlich bat er um Verlängerung der Abgabefrist. Sie wurde gewährt, »und die Schmerzen waren nahezu sofort weg«.

Einen anderen Weg, den ultramoderner Medizintechnik, ging für gut zwanzig Jahre das Ärzteteam um Professor Meisel in Halle mit der »Bandscheibenzelltransplantation«. Dabei wurde Gewebe, das »vorgefallen« war, operativ entfernt, im Labor durch Züchtung kultiviert und vermehrt und anschließend dem Patienten unter Lokalanästhesie wieder in die betroffene Bandscheibe injiziert. Die Idee: Diese würde dadurch zu alter Frische zurückfinden. Und das Faszinierende war, dass die unspezifischen Kollagenzellen aus der Retorte sich zu denen des Kerns oder der Randzonen entwickelten – je nachdem, ob sie in der Mitte landeten und zum neuen Kern der erstarkenden Bandscheibe wurden, oder aber zu ihrem Ring. Ihre Umgebung und die Belastung des Körpers vor allem beim Stehen und Gehen gaben ihnen die nötigen Hinweise. Innerhalb einer randomisierten Studie wurde etwa jedem zehnten Patienten eine solche Transplantation angeboten, auf freiwilliger Basis und ohne Zusatzkosten. Nicht jeder ließ sich darauf ein, zumal wenn es ihm direkt nach der eigentlichen Operation besser ging. »Im Verhältnis zu anderen Patienten, die nur operiert worden waren, ging es transplantierten Patienten nach zwei Jahren besser, auch noch nach fünf Jahren«, sagt Meisel. »Ihre Wirbelsäule war flexibler, sie hatten weniger Schmerzen und nur ein geringer Prozentsatz von ihnen erlitt einen erneuten Bandscheibenvorfall.« Seit Anfang 2018 gibt es diese Methode in Halle nicht mehr, »obwohl sie funktioniert hat, aber die

EU-Regularien wurden verschärft, und die Herstellerfirma hat kein Geld für die erforderlichen Studien«, so der Mediziner. »Als wir mit der Transplantation begonnen haben, hatten viele die obskure Vorstellung, schon bald ganze Organe auf diese Weise nachzüchten zu können«, erzählt Meisel, »aber so was dauert Jahrzehnte bis Jahrhunderte.« Das Kochrezept für den Körper enthüllt sich eben nicht so leicht.

GALLENBLASE – JA, NEIN, VIELLEICHT?

Wenn nichts mehr geht, gibt's eine ordentliche Portion Rührei zum Frühstück und danach noch Schokolade. Auf ärztliche Anordnung: Die fettreiche Kost ist eine Art Reiztherapie für eine vergrößerte Gallenblase, die im Verdacht steht, ihren Dienst eingestellt zu haben. Wird sie wenigstens auf diese Henkersmahlzeit noch reagieren und Gallenflüssigkeit zur Fettverdauung in den Dünndarm abgeben? »Wenn der Patient zwei Stunden später in die Praxis kommt und das ist nicht der Fall, wissen wir, die tut nichts mehr«, sagt Dagmar Mainz aus Saarlouis. In der Regel wird die Gastroenterologin dann empfehlen, das Organ entfernen zu lassen – eine Routine-Operation, die mit rund 190 000 im Jahr zu den häufigsten in Deutschland gehört. Tatsächlich kann man auch ohne Gallenblase gut leben, wie die Medizinerin erklärt: »Die Gallenflüssigkeit entleert sich dann direkt in den Darm, was bei manchen Menschen Durchfall verursacht. Aber meist passt sich die Verdauung an, wenn man nicht mehr ganz so fettig isst.«

Das acht Zentimeter lange und vier Zentimeter breite Säckchen unterhalb der Leber im rechten Oberbauch gilt als Relikt aus der Zeit, als wir noch Höhlen bewohnten und nach Wochen karger Mahlzeiten ein Mammut und einen Riesenhirsch erlegten. War die Beute erst zubereitet, brauchte der Körper wegen der ungewohnt großen Fettmenge im Fleisch schnell eine Verdauungshilfe – und die kam aus der Vorratskammer Gallenblase. Da wir heute aber nicht mehr darauf warten müssen, bei der Jagd erfolgreich zu sein, sondern mehrmals am Tag essen, ist ein Speichern nicht mehr nötig. Etwas Gallenflüssigkeit ist immer vorhanden, um Nahrung zu verarbeiten. Unablässig stellt die Leber aus Wasser, Gallensalzen, Cholesterin und Lecithin »Galle« her, die aus kleinen Lebergängen in den linken und rechten Gallengang fließt, von dort in den Lebergallengang, weiter in den Gallenblasengang und in die Gallenblase. »Kommt dann Nahrung aus dem Magen im Zwölffingerdarm an«, erklärt Dagmar Mainz, »teilen Enzyme und Hormone der Gallenblase mit: ›So, hier gibt's was Fettiges, zieh dich zusammen!‹« Über diese Kontraktion entlässt die Gallenblase dann ihren Inhalt, um den Speisebrei weiter zu zersetzen. Die Leber produziert zwar bis zu einem Liter Gallenflüssigkeit am Tag, aber die Gallenblase, die für diese Menge zu klein ist, dickt sie etwa auf ein Zehntel ein. So entsteht ein hochwirksames Konzentrat, von dem wir ein Leben lang profitieren.

Theoretisch.

Da wir nicht mehr so viel zu Fuß unterwegs sind wie unsere Vorfahren in der Steinzeit oder zu viel, zu oft und zu fett essen, kann die Gallenflüssigkeit weiter stocken und dadurch Beschwerden verursachen. »Zu wenig Bewegung, starkes Übergewicht und eine zu cholesterinhaltige, ballaststoffarme Ernährung mit zu vielen gesättigten Fettsäuren etwa in Fast Food begünstigen die Bildung von Gallensteinen«, sagt Medizinerin Mainz. Die meisten dieser Verhärtungen bilden sich aufgrund von einem Übermaß an Cholesterin, das in der Gallenblase kristallisiert. Aber auch starke Gewichtsabnahmen mit Jo-Jo-Effekt können die Ursache sein: Wer dauerhaft bei Diäten hungert und mehr als sieben Kilo im Monat verliert, hindert seine Gallenblase daran, ihrer Arbeit nachzugehen. Auch hier regelt das Angebot (fetthaltige Nahrung) die Nachfrage (Gallenflüssigkeit).

Und was vielleicht überrascht: Auch eine Schwangerschaft kann Gallensteine hervorrufen. Der in dieser Zeit veränderte Wert des Hormons Progesteron führt manchmal dazu, dass die Gallenblase nicht mehr richtig aktiv ist. Generell neigen Frauen mehr zu Gallensteinen und bilden sie doppelt so häufig aus wie Männer – wohl aufgrund ihrer Hormone, wie Dagmar Mainz vermutet.

»Fat, Female, Fertile, Family, Forty« bringt die englische 5-F-Formel das Risiko ungeschminkt auf den Punkt: »Dick, weiblich, schwanger (gewesen), familiäre Vorbelastung, über vierzig Jahre alt.«

Solche Zusammenhänge werden Betroffenen meist erst klar, wenn schon Beschwerden da sind. Der Bauch, das unbekannte Terrain. Insbesondere, wenn es sich um kleinere Organe wie die Gallenblase handelt. Der Berufsverband der niedergelassenen Gastroenterologen, in dessen Vorstand sich Dagmar Mainz engagiert, hat zudem in einer Umfrage festgestellt, dass viele Menschen mit diesem Begriff aus dem Griechischen nichts anfangen können: »Sie wissen nicht, was wir machen«, so die Ärztin, »selbst Patienten nicht, die schon einmal bei einem Gastroenterologen waren.« Als »Magen-Darm-Ärzte« – *Gaster* steht für Magen, *Enteron* für Darm – sind diese Internisten seither auch mit einer eigenen Website im Internet präsent.

Bedarf ist durchaus vorhanden: Jeder fünfte Deutsche etwa hat Gallensteine, aber nicht jeder leidet darunter. Erst wenn die

Gebilde zu groß oder zahlreich werden, können sie die Gallengänge verstopfen. Will sich dann die Gallenblase zusammenziehen, entstehen schmerzhafte Koliken oder schon vorher Entzündungen, die chronisch werden und sich bis hin zur lebensbedrohlichen Gelbsucht entwickeln können. Fließt die Gallenflüssigkeit nicht richtig ab und staut sich, kann sich zudem die Gallenblase vergrößern. Zu viele kleine Steine in ihrer Wand, *sludge* genannt, lassen sie schließlich versteifen. Wurden früher Gallensteine noch mit Stoßwellen zertrümmert (wie etwa auch Nierensteine), so ist man davon wieder abgekommen. »Die Steine würden sich wieder bilden«, erklärt Dagmar Mainz, daher werde die Gallenblase entfernt.

Die Gallenflüssigkeit selbst kann aber noch mehr als Fett aufzuschließen, damit es von den Enzymen der Bauchspeicheldrüse endgültig zerlegt wird. Sie neutralisiert den Säurewert, den die im Magen vorverdaute Nahrung mitbringt, und hilft, Spurenelemente für den Körper verwertbar zu machen. Zugleich ermöglicht sie es uns, Stoffwechsel-Abfallprodukte auszuscheiden – wobei ein Großteil der Galle auf dem Weg durch den Darm recycelt und wiederverwendet wird. Die Leber und ihre Gallenflüssigkeit sind eines der wichtigsten Reinemachteams des Organismus. Wenn ihr Zusammenspiel bei der Entgiftung nicht mehr funktioniert, stirbt der Mensch. Deshalb hängt eine gesunde Galle von einer gesunden Leber ab. Und der schadet neben zu viel Alkohol vor allem etwas Hausgemachtes: Gefühle wie Ärger, Wut, Neid, Frust und Verbitterung.

Dann läuft einem »eine Laus über die Leber«, wir »spucken Gift und Galle« oder sind »grün und gelb vor Neid«: Einige deutsche Redewendungen weisen auf einen möglichen Zusammenhang zwischen Emotionen und Organfunktion hin. Grün und gelb sind die Farben der Galle, die sie – noch ein Recyclingprozess – aufgrund grüner (»Biliverdin«) und gelber (»Bilirubin«) Reste des roten Blutfarbstoffs annimmt. Der »Choleriker« hat hier ebenfalls seinen etymologischen Ursprung: Das altgriechische *chole* bedeutet Galle. Bei Ärger, und sei es nur unterschwellig, geraten wir in innere Anspannung, die Leber stellt mehr Glukose bereit für eine potentielle Konfrontation.

Für eine geregelte Verdauung und einen ungehinderten Fluss der Gallenflüssigkeit müssen wir hingegen entspannt sein, nur dann öffnet der Parasympathikus die Gallenblase. 2004 berichtete das britische Naturwissenschaftsmagazin *Proceedings of The Royal Society B* über eine Studie mit Grünflossenbuntbarschen, wonach »soziale Unterordnung« das entscheidende Kriterium dafür sein könne, eine vergrößerte Gallenblase zu entwickeln. Weil sich diese aufgrund des damit einhergehenden Stresses nicht entleere, könnten die betroffenen Tiere energiereiches Futter schlechter in Körpermasse umwandeln. Diese Ergebnisse »haben Parallelen zu Veränderungen der Gallenblasenfunktion, die der Bildung von Gallensteinen bei Menschen vorausgehen«. Insofern, schließt der Artikel, könnte sozialer Stress ein wichtiges Diagnosekriterium dafür sein, Erkrankungen der Gallenblase zu verstehen.

Solche Aspekte berücksichtigt die Traditionelle Chinesische Medizin (TCM) seit Jahrtausenden. Sie trennt nicht zwischen Körper und Seele, zwischen Organen und Emotionen, mit denen wir unter anderem auf Stress reagieren. Wobei die TCM, wenn sie von ›Organen‹ spricht, nie nur diese selbst meint, sondern einen komplexen »Funktionskreis«. Dazu gehört der Fluss von Energie in den »Meridianen«, den Leitbahnen, die (unter anderem) diese Organe versorgen. Die von Leber und Gallenblase zum Beispiel verlaufen von der großen

Fußzehe bis hoch zum Schädel und vom Auge bis zum vierten Zeh. Ihrem Funktionskreis sind Gefühle wie Wut, Ärger und Frust zugeordnet sowie bestimmte Aufgaben. So gilt die Leber als »Heeresführer«, der umsichtig Ziele formuliert und Pläne entwirft. Die Gallenblase hingegen ist der »aufrichtige Beamte«, der sie in die Tat umsetzt.

»In der TCM heißt es, ein Mensch hat eine ›große Gallenblase‹, wenn er Mut beweist und auch schwierige Entscheidungen treffen kann«, sagt Stefan Hager, ärztlicher Direktor der TCM-Klinik Bad Kötzting. »Hingegen hat jemand eine ›kleine Gallenblase‹, wenn er eher ängstlich und furchtsam ist«, ergänzt der Mediziner, »das sind oft auch Perfektionisten, die ständig zögern und vor lauter Planen und aus Angst, einen Fehler zu machen, nicht ins Handeln kommen. Oder aber Menschen, die sich nicht trauen, sich abzugrenzen.« Daher kontrolliert der Funktionskreis Gallenblase die Urteilskraft und Entscheidungsfreude.

Wie das Organ in der westlichen Medizin ist er für das Speichern und Abgeben der Galle zuständig, aber auch für den Zustand der Sehnen. »Die Leber nährt die Sehnen mit dem Blut, die Gallenblase leitet das Qi, also die Lebensenergie, dorthin«, erklärt Hager. Patienten, die unbeweglich sind oder steif, lassen ihn daher an eine Stauung im Gallenblasenmeridian denken. Ebenso Menschen, die schnell gereizt reagieren und so unbewusst Frust zum Ausdruck bringen. Vielleicht auch, weil sich ein inneres Sehnen nicht erfüllt? Mediziner Hager würde das nicht ganz so formulieren, sagt aber: »Die Leber steht für den Bereich, in dem die Lebenspläne geschmiedet werden, für deren Verwirklichung die Gallenblase gebraucht wird.« Auch entspricht ihren Funktionskreisen die Jahreszeit Frühling, wenn neues Wachstum beginnt und frische Triebe sprießen.

Wer das Gefühl hat, keine solche Aufbruchszeit zu erleben, kann schneller entmutigt sein.

»Viele Menschen sind heutzutage frustriert, etwa durch Probleme in Beziehungen oder im Job.« Wer sich damit nicht arrangieren könne, werde unzufrieden und, wenn er daran nichts ändere (wozu die Entschlusskraft der Gallenblase benötigt wird), schließlich krank. Überhaupt neigten wir in unserer modernen Gesellschaft zu hoher Anspannung: »Wir haben eine zu hohe Taktung und wollen alles perfekt machen, da entspannt man oft nicht mehr und staut schneller.« Allein schon sich mehr als fünf Minuten zu verspäten, führe in unserer Gesellschaft oft zu Stress – bei dem, der nicht pünktlich ist, und bei dem, der wartet. »Für alltägliche Situationen wie diese lernen unsere Patienten die tiefe Bauchatmung«, so Hager, »innerhalb von Minuten kann man damit entspannen.«

Vor allem chronisch Kranke werden an der Klinik im Bayerischen Wald behandelt, die seit 1991 mit Ärzten der TCM-Universität Peking zusammenarbeitet. Vor fünf Jahren kamen zu Akupunktur und Kräuterheilkunde westliche psychologische Konzepte hinzu. Seither ist das Krankenhaus auch eine Fachklinik für Psychosomatik und Psychotherapie. Über sich und seine Gedanken und Gefühle zu sprechen mache einem bewusst, wo man sich mit Überzeugungen selbst im Weg steht. »Psychotherapie kann das Gallen-Qi stärken«, erklärt Hager. Die Menschen lernten, sich an Dinge heranzutrauen: »Wenn's schiefgeht, macht das nichts, aber oft klappt es sogar besser als gedacht.« Es mache zuversichtlich, einen neuen Schritt getan zu haben, die Menschen würden ermutigt. Nicht selten hadern gerade chronisch kranke Menschen mit ihrem Leben, haben Ziele aufgegeben oder keine neuen für sich formuliert. Um das zu verändern, bekommen sie außer

Entspannungstechniken auch Ernährungstipps und üben Tai Ji und Qi Gong – sanfte Bewegungen, bei denen man ganz im Hier und Jetzt ist, weil man nicht gleichzeitig über seine Probleme nachdenken kann. Dadurch komme das Qi wieder mehr in Fluss und aus dem Nicht(s)-Tun entstünden leichter wieder Impulse zu handeln.

Günstig dafür sei es etwa, den Gallenblasenmeridian täglich morgens ein paar Minuten zu klopfen, von der jeweils vierten Zehe über die Außenseite der Beine (ungefähr entlang der Hosennaht) und an den Seiten des Oberkörpers. Natürlich gehört Entschlossenheit dazu, hierfür etwas früher aufzustehen oder die Übung im Alltag nicht zu vergessen. Dass es doch manchmal geschieht, weiß jeder. Die Ursache heißt bei uns nur nicht »kleine Galle«. Wir nennen sie »inneren Schweinehund«.

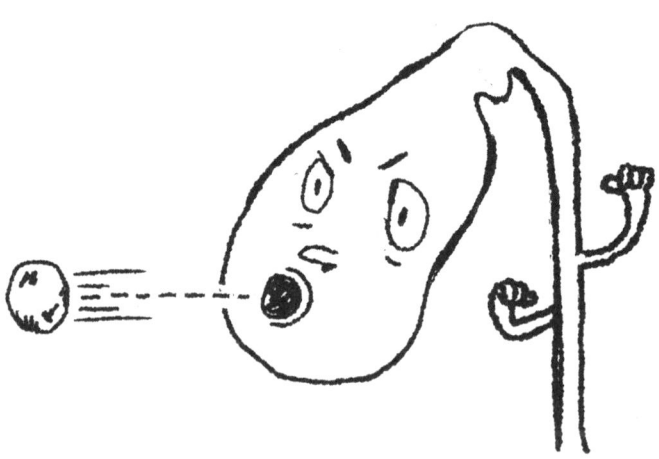

MILZ – POWER ROT-WEISS!

Es war einmal ein Geschwisterpaar, das lebte allein mit seiner Mutter tief im Wald. Eine Rosenhecke schützte sie vor wilden Tieren und anderen Bedrohungen. Das eine Mädchen blieb am liebsten zu Hause, war fürsorglich und kümmerte sich darum, dass es allen gut ging. Seine Schwester hingegen zog es in die Welt hinaus, um herrliche Abenteuer zu bestehen. Doch so unterschiedlich sie auch waren, »Schneeweißchen und Rosenrot«, sie gehörten zusammen und ergänzten sich vollkommen.

Dieses Märchen der Brüder Grimm könnte genauso gut von der Milz handeln. Und diese Fassung geht so: Es war einmal ein Organ, das lebte vergessen von seinem Besitzer, dem Menschen, im Dunkel des Bauches, gleich unter dem Zwerchfell und links neben dem Magen. Weil es so empfindsam ist, schützen es die linken unteren Rippenbögen und die Muskeln der Bauchdecke so gut es geht vor Verletzungen. Denn dieses Organ hat etwas Besonderes an sich, von dem kaum jemand etwas ahnt. Es verbindet erstaunliche Gegensätze miteinander: Rot und Weiß. Blut und Lymphflüssigkeit oder Lymphe. Es liefert Energie, um das Leben »draußen« zu meistern, und stärkt die Abwehrkraft im Innern. Das eine geht nicht ohne das andere.

Dazu erfüllt das kleine Organ, dessen Maße sich Medizinstudenten mit »4711« merken (4x7x11 Zentimeter), eine doppelte Funktion: In der Kindheit baut die Milz rote Blutkörperchen auf, an die der Sauerstoff andockt und dem heranwachsenden Mensch das Gefühl gibt, lebendig zu sein und alle Herausforderungen meistern zu können. Von der Jugend an baut es nur noch alte rote Blutkörperchen ab (das Knochenmark übernimmt die Herstellung), damit das Blut sich alle

120 Tage erneuern kann. Zugleich produziert es als Teil des Immunsystems weiße Blutkörperchen. Diese warten in dem kaffeebohnenförmigen Organ, um bei einem Angriff durch Bakterien und Viren auszuschwärmen und diese Feinde auszuschalten, damit der Mensch gesund wird oder bleibt. Dazu bewegen sich die weißen Blutkörperchen in den Gefäßen des Lymphsystems, das von der Schulmedizin ähnlich wenig beachtet wird wie die Milz. Es zieht sich durch den gesamten Körper, mit einer Gesamtstrecke von rund 100 000 Kilometern – das entspricht auch der Länge aller Blutgefäße. Die Milz wiederum ist das größte Organ des lymphatischen Systems (dazu gehören außerdem die Mandeln, die Thymusdrüse, das Knochenmark und die Lymphknoten) und als einziges auch noch in den Blutkreislauf eingeschaltet. Zwar macht sie sich selten bemerkbar, schwillt sie jedoch an, kann dies auf eine ernsthafte Erkrankung hinweisen. Viel bekannter aber ist, dass die Milz bei einem Unfall reißen und dann offenbar problemlos entfernt werden kann. Zumindest schien es lange Zeit so.

»Noch Ende der 1990er-Jahre war die Milz schnell draußen«, sagt der ganzheitliche Mediziner André Schino aus Bad Nauheim, der damals seine erste Stelle als Unfallchirurg antrat. Das stark durchblutete Organ, das nur von einer Kapsel aus Bindegewebe umgeben ist, hat einem Rippenbruch, einer Prellung des Brustkorbs oder auch einem starken Boxhieb in die Eingeweide wenig entgegenzusetzen. Bei einem oder mehreren Rissen ergießt sich sein Blut in die Bauchhöhle – und es besteht Lebensgefahr. »Inzwischen operiert man in einem solchen Fall aber möglichst erhaltend«, so Schino, »indem man die Milz mit einem Netz umgibt, das wie ein Druckverband zusammengezogen wird.«

Den Eindruck, die Milz sei ein überflüssiges Organ, dessen Aufgaben doch auch andere übernehmen könnten, widerlegte schon 1977 eine Langzeitstudie mit Veteranen aus dem Zweiten Weltkrieg: Diejenigen ohne Milz hatten ein doppelt so hohes Risiko, an einem Herzleiden oder an einer Lungenentzündung zu sterben. Bis heute erhalten Menschen, denen die Milz entfernt wird, deshalb Impfungen, um ihr Immunsystem gegen bestimmte Erreger zu wappnen.

Eine fehlende Milz lässt aber auch den Blutfluss stocken. »Das ist wie ein Stau auf der A5«, beschreibt Schino die Situation für den Körper, wenn zu viele alte rote Blutkörperchen vorhanden sind, weil sie nicht mehr durch die »Blutmauserung« in der Milz zerlegt werden. Dabei recycelt die Milz sogar regelrecht das »Alteisen«: Das zentrale Eisenatom im roten Blutfarbstoff Hämoglobin stellt es neuen roten Blutkörperchen zur Verfügung. Zudem kooperiert die Milz mit Galle und Leber: Diese fertigen aus den Überresten der aussortierten roten Blutkörperchen den gelben Farbstoff-Bilirubin sowie das grüne Biliverdin, die der Körper mit den Gallensäuren, die für die Verdauung benötigt werden, wieder ausscheidet.

Eine gesunde Milz schickt zudem nicht nur weiße Blutkörperchen wie Lymphozyten auf Patrouille, um noch unbemerkte Angreifer frühzeitig außer Gefecht zu setzen. Für besondere Krisenfälle verfügt die Milz, wie Wissenschaftler vor wenigen Jahren entdeckten, noch über eine zusätzliche Miliz. Bei einem Herzinfarkt, einer lebensbedrohlichen Wunde oder einer starken bakteriellen oder viralen Erkrankung schickt sie einen ganzen Trupp an speziellen Immunzellen los, die Monozyten – und zwar über ihre direkte Verbindung zum Blutkreislauf. Hier werden daraus die bekannteren Fresszellen, die »Makrophagen«. Im Blut reisen sie zudem wesentlich schneller an ihren Zielort als im Lymphsystem.

Wie arbeiten Blut und Lymphe nun zusammen? »Das Herz pumpt das Blut bis in die Peripherie, in die kleinsten Kapillaren in den Finger- und Fußspitzen«, erläutert Schino. »Hier werden Nährstoffe wie Mineralstoffe, Spurenelemente, Vitamine, aber auch Sauerstoff hindurchgepresst, und zwar ins Bindegewebe des Körpers.« Nicht etwa isoliert, sondern gebunden an das sogenannte Blutserum, das jetzt zur Lymphe wird. Diese bahnt sich ihren Weg zwischen Faszien und anderen Strukturen des Bindegewebes zu den Zellen, um diese zu versorgen. »Umgekehrt gibt die Zelle auch die von ihr hergestellten Produkte wie Hormone sowie Abfallstoffe an die Lymphe zurück«, ergänzt Schino. »Diese sorgt dann dafür, dass sie weiterverarbeitet oder über die Nieren und Leber entsorgt werden.« Wenn alles glattgeht. Denn die »Transitstrecke« im Bindegewebe »kann verschlacken, auch wenn die Schulmedizin das verneint«, sagt der frühere Chirurg und Orthopäde, der sich seit einigen Jahren auf Naturheilverfahren konzentriert. Nahrung gelangt dann nicht mehr richtig zu den Zellen, die Müllabfuhr für Stoffwechselreste gerät ins Stocken und ebenso die Immunabwehr im Lymphsystem. »Deshalb ist es wichtig, das Bindegewebe sauber zu halten.« Der Name »Lymphe« kommt ursprünglich aus dem Lateinischen und bezeichnete eine römische »Frischwassergottheit«.

Deren klare Flüssigkeit wird getrübt durch zu viel Stress, zu viel innere Anspannung, aber auch eine einseitige Ernährung mit zu viel Zucker, zu viel Weißmehlerzeugnissen, zu viel Kaffee, zu viel Alkohol, zu viel rotem Fleisch sowie durch Schwermetalle. All diese neuzeitlichen Produkte und Umweltgifte können dazu führen, dass das Bindegewebe übersäuert und seine eigentlich elastischen Strukturen verhärten, sodass sich die Lymphflüssigkeit nicht mehr frei bewegen kann.

»Die Lymphe fließt dort, wo der Widerstand am geringsten ist«, sagt auch A. H. Barth aus Britzingen im Schwarzwald. Der praktische Arzt hat sich ebenfalls Naturheilverfahren zugewandt und war leitender Mediziner der homöopathischen Kurklinik Bad Imnau. In seiner Praxis hat er seit Jahren das Lymphsystem seiner Patienten im Fokus, denn »wo die Lymphe staut, kommt die Zelle in Versorgungsnot« – eine Steilvorlage für zahlreiche Stoffwechselerkrankungen. Behebe man die Blockaden, schwänden die Symptome. Gerade auch ältere Menschen könnten davon profitieren: »Sie verjüngen sich, können sich besser konzentrieren, müssen nicht mehr so viel schlafen, werden aktiver«, berichtet Barth und dass sich etwa auch Migräne verbessern kann, wenn man die Körperflüssigkeiten wieder mehr ins Basische lenkt – etwa durch Bitterstoffe, Basenpräparate, homöopathische Lymphmittel und regelmäßige moderate Bewegung.

Dass die Schulmedizin die Lymphe aus dem Blick verloren hat, führt Barth auf die Entdeckung der Zelle zurück: Bis Mitte des 19. Jahrhunderts war man der »Säftelehre« gefolgt, wie sie der griechische Arzt Galenos von Pergamon schon vor knapp 2000 Jahren vertreten hat. Demnach war der Mensch gesund, wenn sich seine »Säfte« im Gleichgewicht befanden: Blut, Schleim, gelbe und schwarze Galle. »Dann aber fand man die Zelle und vergaß, dass der Organismus auch aus Flüssigkeiten besteht«, so Barth. Krankheiten würden seither nur therapiert, indem man Zellen behandelt, »die Medizin der Zukunft wird aber nur heilen, wenn sie neben der Zelle auch die Lymphe berücksichtigt«. Das Feste und das Flüssige – noch so eine Polarität, die offenbar nur im Zusammenspiel funktioniert.

»In der Milz selbst sind sie noch nicht getrennt«, sagt Barth. Denn diese sei wie ein Ur-Organ, in dem fest und flüssig noch nebeneinander bestünden: In der von Blut stark durchflossenen »roten Pulpa« der Milz verteilen sich Anhäufungen von festerem lymphatischem Gewebe (B-Lymphozyten), die zusammen als »weiße Pulpa« bezeichnet werden. Wohl auch deshalb habe man der Milz schon in der Antike eine Sonderrolle zugewiesen. Hier vermutete man nicht nur den Sitz von Widerstandskraft (weiße Blutkörperchen!) und Leistungsfähigkeit (rote Blutkörperchen!), sondern auch von einem Gemütszustand – dem heiterer Gelassenheit. Nach dem Motto: In einem gesunden Körper wohnt auch ein gesunder Geist. Dominierte, nach der damaligen Säftelehre, eine Flüssigkeit, kam es zu einer charakteristischen Stimmungslage: Zu viel Schleim, nahm man an, mache einen träge und zum »Phlegmatiker«, zu viel schwarze Galle, die in der Milz produziert werde, präge den »Melancholiker«. Heute würde man sagen: einen Menschen, der eher pessimistisch ist und zu depressiven Verstimmungen neigt. Dem die Leichtigkeit fehlt.

Interessanterweise besteht die Vermutung, dass eine Übersäuerung des Körpers, ein »Sauer-Sein«, eine Ursache von Depressionen sein könnte. Spanische Studien zeigten vor wenigen Jahren, dass Menschen, die sich überwiegend von nährstoffarmem Fast Food ernährten (das ein Übermaß an Zucker und gesättigten Fettsäuren enthält, was beides übersäuern kann) ein doppelt so hohes Risiko hatten, eine Depression zu entwickeln. Wer hingegen eine Mittelmeerkost bevorzugt, zu der unter anderem ungesättigte Fettsäuren wie in Olivenöl und Nüssen gehören, kann – im Vergleich zu normaler Ernährung – sein Risiko um 50 Prozent senken.

Bisher sind es vor allem überlieferte alternativmedizinische Konzepte, die Körper und Seele miteinander verlinken. Die Traditionelle Chinesische Medizin etwa geht davon aus, dass

MILZ 133

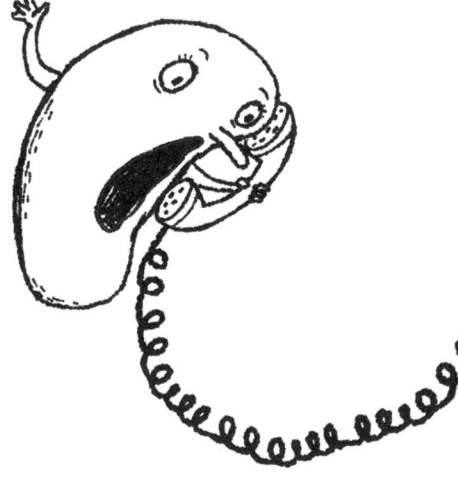

die Milz der Nahrung die feinstoffliche Energie, das Qi, entziehe und diese im Körper verteile. Kommt dort nicht genügend an, fehlt dem Menschen die nötige Erdung. Der Hauptgrund: zu viel Grübeln, zu viel sich Sorgen machen, zu viel Schwere im Denken und Fühlen. Auch die Anthroposophische Medizin verbindet die Milz mit Melancholie, aber aus einem anderen Grund. Wie schon Paracelsus, im 16. Jahrhundert der Begründer der Naturheilkunde, sieht sie eine Entsprechung zwischen der Milz und dem Planeten Saturn, der einst die Grenze unseres Sonnensystems darstellte. »Die Milz hat eine zentrale Rolle im Immunsystem«, sagt der Berliner Arzt Olaf Koob, der auf Anthroposophische Medizin spezialisiert ist. »Ebenso wie Saturn seinen Ring hat, schützt sie durch ihre Mitwirkung am Immunsystem die Innenwelt des Menschen.« Grenze sich der Mensch aber zu sehr ab, könne das zu einer Abkapselung führen. Das kann ein eigenwilliger Wesenszug sein, eben ein »Spleen«, wie die Milz im Englischen heißt. Oder ein Mensch ziehe sich sogar so weit in sich zurück, dass er die Verbindung zum Leben nicht mehr spürt – wie es bei einer

Depression geschieht. »Dann empfindet er nur noch Bleischwere, und Blei wurde als Metall früher Saturn zugeordnet«, erklärt Koob.

Umgekehrt schütze eine gesunde Milz aber auch davor, zu stark äußeren Einflüssen ausgeliefert zu sein, und bestärke darin, seinem eigenen Rhythmus zu folgen. »Der Mensch erlebt nur Integrität, wenn er innere Stabilität besitzt«, so Koob, »die Milz ist unser eigentliches Zentrum für die Instinkte, sie hilft uns zu spüren, was uns guttut und was nicht.« Um dies wahrnehmen, ist es aus Sicht der Anthroposophischen Medizin förderlich für die Milz, ihr nicht zu viel Stress zuzumuten, sondern sich genügend Pausen und der Milz damit ausreichend Ruhe zu gönnen. »Nach einer Mahlzeit schwillt die Milz an und wieder ab, und es bekommt ihr gar nicht, wenn man dann gleich wieder losrennt oder noch beim Essen telefoniert oder Fernsehen guckt.« Auch zu häufiges Essen über den ganzen Tag verteilt, könne die Milz regelrecht »zappelig« machen. Schon Kinder verlören dadurch das gesunde Empfinden von Hunger und Sattsein, für das, was und wie viel ihnen bekommt, ergänzt der langjährige Schularzt im heilpädagogischen Therapeutikum in Berlin. »Das kann Störungen im gesamten Stoffwechsel zur Folge haben«, sagt Koob. Die meisten Erkrankungen des Stoffwechsels beruhten auf einem Rhythmus, der in Schieflage geraten ist.

Das daueraktive Leben unserer Zeit und die Milz – sie scheinen nicht füreinander gemacht. Dabei stellt die Milz, wenn man sie lässt, sogar das »Glückshormon« Serotonin her.

Und wenn sie nicht zu sehr von uns behelligt wird oder wir ihr den Garaus machen, dann tut sie das noch heute.

BAUCHNABEL – MEHR ALS NUR 'NE GRUBE

Als die Menschen in Europa die Erde noch als Mutter verehrten, hatte ihre Welt auch noch eine Mitte: den Omphalos-Stein, der im Tempel des Apollo in Delphi den Nabel (griechisch *omphalos*) alles Seins verkörperte. Im antiken Griechenland trafen hier Himmel, Erde und Unterwelt aufeinander. Wie eine Nabelschnur ins Allerhöchste vermittelte das Orakel von Delphi, eine Priesterin, die Botschaft des Gottes. Sie saß unsichtbar hinter einem Vorhang, wurde von aus einer Erdspalte aufsteigenden Dämpfen in Trance versetzt und sprach sowohl zu Herrschern, die vor einer Schlacht Rat suchten, als auch zu einfachen Leuten.

Ob sie wohl die Empfehlungen beherzigt haben, die in die Mauern des Tempels gemeißelt waren: »Erkenne Dich selbst« und »Nichts im Übermaß«? Das gilt im Grunde bis heute, wenn wir für unser Leben die richtigen Entscheidungen treffen wollen. Nicht nur rein rational, sondern auch intuitiv, indem wir auf unser Bauchgefühl hören. Damit hat ausgerechnet eine körperliche Struktur zu tun, die vordergründig überflüssig ist, im Hintergrund aber ihre eigentliche Wirkung entfaltet. Eine Annäherung an einen der vielleicht mystischsten Orte unseres Körpers, den Bauchnabel.

Beginnen wir außen. Rein anatomisch handelt es sich beim *Umbilicus* um eine Narbe aus Bindegewebe, die nach der Geburt eines Menschen zurückbleibt. Sie ist die sichtbare Erinnerung daran, dass wir einst im Bauch der Mutter mit allem Lebensnotwendigen versorgt wurden. Über die Nabelschnur, die der Embryo selbst ausbildet und an der Plazenta andockt, erhält er aus dem mütterlichen Blut Sauerstoff, Vitamine, Glukose und Aminosäuren, die seinen kleinen Körper wachsen und reifen lassen. Am 22. Tag der Schwangerschaft, wenn das winzige Herz zu schlagen beginnt, geht diese Pipeline in Betrieb. Damit sie bis zur Geburt standhält, wird sie von einer glitschigen Masse, der Wharton-Sulze, ordentlich gefettet und ist wie ein Tau aus drei Strängen verdreht: zwei kleinere Arterien, die Kohlendioxid und Stoffwechselabfallprodukte abtransportieren, und eine große Vene, durch die frische Nahrung heranflutet. Diese Zufuhr versiegt nach der Geburt, wenn das Neugeborene den ersten Atemzug macht. Der Übergang vom »Beatmet werden« zum Selbstatmen fällt dem Kind leichter, wenn die Nabelschnur nicht gleich gekappt wird. Bei der sogenannten sanften Geburt lassen Hebammen sie bis zu drei Minuten auspulsieren. Dabei fließt das Blut darin noch in den kindlichen Organismus, mit einem Rest an Sauerstoff und einer Extraportion Eisen; Atmung und Stoffwechsel werden zusätzlich unterstützt.

Ist die Nabelschnur dann durchschnitten, sollte das etwa zehn Zentimeter lange Überbleibsel bei einem Neugeborenen nicht »in der Windel verschwinden«, damit die Wunde möglichst viel Luft bekommt. »So bleibt sie trocken, und der Rest fällt nach etwa fünf bis zehn Tagen von selbst ab«, sagt Andrea Hagen-Herpay, beratende Hebamme beim Deutschen Hebammenverband. Danach wird der »Nabelgrund« sichtbar, der noch leicht bluten kann, aber auch in wenigen Tagen abheilt und endgültig zuwächst. Meist mit kleinen Falten, die ins Innere ziehen, umgeben vom zunächst dickeren runden Nabelring, der sich im ersten Lebensjahr zusehends verkleinert. Manche Menschen haben auch einen »gefüllten« oder »Fleisch«-Nabel – worauf die Hebamme beim Abschneiden der Nabelschnur allerdings keinen Einfluss hat: In der Zeit als Embryo ist die Bauchhaut ein Stückchen auf die Nabelschnur gewachsen.« »Mit den Jahren sinkt der Nabel dann tiefer in den Bauch«, so Andrea Hagen-Herpay. Bei Menschen mit großem Bauch verengt sich der Nabel aufgrund der Muskelspannung dabei häufig zu einem Schlitz. Starkes Übergewicht und auch eine Schwangerschaft können so viel Druck auf den Nabel ausüben, dass er sich mit Gewebe füllt und schließlich sogar »bricht«.

So nennt man es, wenn das Bindegewebe des Nabelrings und der Bauchdecke noch nicht oder nicht mehr stabil genug ist. In der Nähe des Nabels oder im Nabel selbst entsteht dabei eine seltsame kleine Unebenheit, die sich bei Säuglingen und Kleinkindern oft verwächst. Trotzdem sollte ein Kinderarzt sich das ansehen. Treten bei Erwachsenen zusätzlich Schmerzen auf oder eine bläuliche Verfärbung, hat sich vermutlich ein Stück Darmschlinge darin verfangen, was immer ein Notfall ist – aber zum Glück selten vorkommt. Ansonsten fällt die Vertiefung im Bauch im Ärztealltag noch dadurch unangenehm auf, dass sie sich bei mangelnder Pflege entzünden kann. Für Chirurgen hingegen ist der Bauchnabel als Schlüsselloch ins Körperinnere interessant: Bei endoskopischen Untersuchungen und Operationen wird hier oft eine Kamera in die Bauchhöhle eingeführt. Das ist schonender, weil es eine weitere Narbe erspart.

Seinen Ruf nicht gerade verbessert hat der Bauchnabel durch eine Studie an der University of Sydney in Australien. Männer mit kräftiger Bauchbehaarung müssen demnach eher als andere Menschen damit leben, dass sich in ihrem Nabel Fusseln ansammeln: Fasern aus der Kleidung, vorwiegend aus der Unterwäsche, werden durch die Zugkraft der Haare fortgerissen und im Nabel, wie in einem Strudel ohne Abfluss, deponiert. Eine andere Besiedlung haben wir hingegen alle: Allein im Nabel, so klein er ist, leben – weltweit betrachtet – insgesamt mehr als 2300 verschiedene Bakterien. Davon, so teilte

2012 die Projektgruppe Belly Button Biodiversity an der State University of North Carolina in den USA mit, seien nur acht weitverbreitet und kommen bei vielen Menschen vor. Der Rest ist sehr individuell und macht unseren Bauchnabel zu einer ganz persönlichen Angelegenheit. Dem stimmt der Kölner Orthopäde Khalil Kermani zu, allerdings aus anderen Gründen. Für den Mediziner ist der Bauchnabel das Tor zu unserem inneren Gleichgewicht und zur Gesundheit – was bei jedem Menschen aufgrund seiner Lebensgeschichte ein klein wenig anders aussehen kann.

Damit geht's jetzt nach innen. Stellen Sie sich vor, Sie flutschen durch Ihren Bauchnabel auf seine Rückseite. Was sich da vor Ihren Augen in allen Richtungen des Körpers ausbreitet, ähnelt einem riesigen spinnwebartigen Netz, mit vergleichsweisen dickeren Streben und hauchzarten Verästelungen. Das ist das Bindegewebe, seit einigen Jahren auch als Faszien populär. Diese innere Haut kleidet alle Muskeln und Organe ein und verbindet sie mit Strängen, die bis hinauf zur Schädeldecke und hinunter in die Fußsohlen reichen. Und es wird noch spannender: »Innerhalb dieser Stränge liegt ein ganzes Universum, die mit Flüssigkeit gefüllte ›Matrix‹«, erzählt Kermani, »hier treffen sich Ausläufer der Arterien, Venen und Nerven und tauschen Informationen aus.« Auch emotionale Informationen wie »Anspannung« oder »Freude«, da das Fasziensystem über das Zwischenhirn auch mit unserer Psyche in Verbindung stehe. Als dreidimensionales Netzwerk, das immer in Bewegung ist, reagiere es unmittelbar darauf. Die Öse aber, an dem dieses faszinierende Zwischenreich aufgehängt ist, und damit sein Zentrum, das ist, so Kermani, der Bauchnabel.

»Zumindest ein Großteil der viszeralen Faszien – also jener, die unsere Organe einhüllen und im Körper ›aufhängen‹ – ist mit dem Bauchnabel eng verknüpft«, bestätigt Robert Schleip, Deutschlands führender Faszienforscher und Leiter des Fascia Research Group an der Universität Ulm. »Natürlich hängt im Fasziennetzwerk alles mit allem zusammen, aber manche Dinge deutlich mehr als andere«, ergänzt der Humanbiologe und Psychologe und gibt Einblick in die lange unterschätzte und verkannte Faszienarchitektur im Körper: »Die direktesten Verbindungen zwischen den viszeralen Faszien und jenen des Bewegungsapparates liegen an der Vorderseite des Halses, am Zwerchfell sowie am Beckenboden. Die Faszien von Armen, Beinen und dem Rücken stehen hingegen nur indirekt mit dem Bauchnabel in Verbindung.«

Osteopathen kennen die zentrale Bedeutung des Bauchnabels ebenfalls; Kermani nutzt ihn, »um direkt darüber Spannungen im Körper zu lösen«. Nervöse Anspannung wird durch Stress hervorgerufen und führt über die Faszien zu muskulären Verspannungen, gleichzeitig wird das eigentlich geschmeidige Fasziensystem steifer. Der Stress könne aktuell aufgetreten sein, etwa durch Krach mit dem Partner, Ärger im Job oder Termindruck, aber auch durch eine Entzündung, eine alte körperliche Narbe, permanente Überlastung sowie lange zurückliegende, traumatisierende Erlebnisse wie etwa ein Umzug in der Kindheit, bei dem man seinen besten Freund zurücklassen musste. Bis hin zum ersten Stress im Leben vieler Menschen: einer womöglich schwierigen Schwangerschaft und vor allem der Geburt, da sie die körperliche und energetische Abnabelung von der Mutter bedeutet – eben direkt am Bauchnabel.

»Das ist die Urnarbe«, so Kermani. »Alle weiteren stress- oder traumabedingten Überlastungen im Lauf des Lebens können sich immer wieder und als Erstes am Bauchnabel störend auswirken und hier gespeichert werden.« Dazu gehören neben

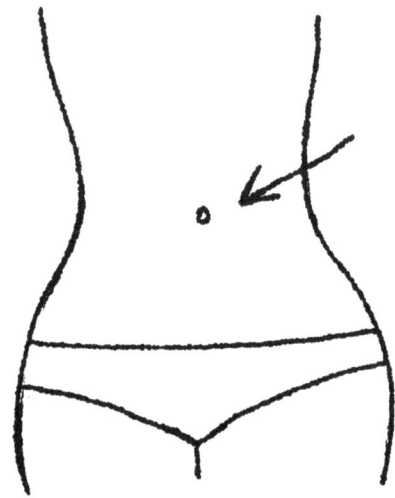

seelischen auch rein körperliche Narben, etwa am Hals nach einer Mandeloperation oder am Bauch nach einer akuten Blinddarmentzündung.

Ist der Bauchnabel durch manuelle Berührung der »Integralen Orthopädie« entlastet, so Kermani, könnten sich auch andere Blockaden etwa im Ilio-Sakral-Gelenk (tief unten im Rücken), Beckenverdrehungen (»Verwringungen«), Nacken- und Rückenverspannungen oder sogar steife Schultern dauerhaft entspannen. Zugleich werde über die Faszien direkt und über Reflexzonen indirekt das vegetative Nervensystem ausbalanciert. Denn in unmittelbarer Nähe des Bauchnabels liegt das Nervengeflecht des Solarplexus: Der durch Stress (dauer-)aktivierte Sympathikus wird hier über den für Entspannung und Regeneration zuständigen Parasympathikus ausgeglichen. Auch zu den Nebennieren ist es nicht weit, den kleinen Drüsen direkt auf den Nieren, die Stresshormone ausschütten. »Scans haben gezeigt, dass bei Stress nur noch die überlebensnotwendigen Areale im Gehirn mit Sauerstoff versorgt werden«, sagt Kermani. »Die Gebiete, die für Kreativität, Mitgefühl und unsere Fähigkeit sensibel wahrzunehmen zuständig sind, werden chronisch unterversorgt.« Auf das feine Bauchgefühl aus dem Bauchhirn in unserer eigenen Mitte haben wir dann keinen Zugriff mehr. Just der Bauchnabel wird dann womöglich zum Nothalteknopf: Stress aus, Gelassenheit an.

Interessant, dass ein solcher Ansatz in einer Zeit entsteht, in der ein Bauch, mit dem Nabel als erhabenstem Punkt, so gar nicht zum Schlankheitsideal passt. »Bauch rein, Brust raus«, die Habtachthaltung des preußischen Militärs, scheint in der Leistungsgesellschaft weiterhin zu gelten. Schlank ist tendenziell gesünder als dick, doch im Namen der Fitness wollen Männer zudem harte Waschbrettbäuche, Frauen manchmal auch. Oder sie ziehen dauerhaft ihren Bauch ein. Gerade so, als würden sie noch ein Korsett tragen, was bis Anfang des 20. Jahrhunderts zwar zu Wespentaillen führte, aber auch zu Ohnmachten und die Organe im Bauch einpferchte und langfristig schädigte. Mit einem Nabel unter Hochspannung.

Noch vor einigen Jahrzehnten hat man bei großen Bauchoperationen gelegentlich den Nabel gleich mit entfernt, eben weil man ihn für entbehrlich hielt. »Die Patienten haben sehr darunter gelitten«, sagt Gesa Meyer-Hamme, Ärztin am Zentrum für Traditionelle Chinesische Medizin des Universitätsklinikums Hamburg-Eppendorf. Denn so wenig Sinn der Nabel aus schulmedizinischer Sicht mache, so wichtig sei er für die Körperwahrnehmung – »sonst weiß man nicht, wo die eigene Mitte ist«. Kleine Kinder zeigten bei »Bauchweh« – egal ob der Magen drückt oder der Darm zwickt – daher immer auf den Bauchnabel. »Sie sagen damit, dass die Krankheit sie gewissermaßen aus ihrer Mitte bringt.«

Aus Sicht der TCM liegt der Bauchnabel auf dem »Konzeptionsgefäß«, das senkrecht in der Mitte auf der Vorderseite des Körpers verläuft. Es gehört zu den zentralen Energieleitbahnen, den »Meridianen«. Diese galten lange selbst als »mystisch«, sind aber offenbar identisch mit dem Verlauf der Faszien, wie die wissenschaftliche Forschung inzwischen annimmt – zumal Zellen innerhalb der Faszien, die »Fibroblasten«, auf eine Behandlung mit Akupunkturnadeln ansprechen. Tatsächlich zieht sich über das Teilstück vom Brust- zum Schambein ein robuster Bindegewebsstrang, die *Linea alba*. Und in deren Mitte liegt, Sie ahnen es, der Bauchnabel. In dessen Mitte wiederum befindet sich ein Akupunkturpunkt, um den aber sogar die TCM sozusagen einen Bogen macht. »In China gilt die Mitte an sich als heilig«, erklärt Meyer-Hamme, »und das Zentrum des Zentrums ist sehr heilig.« Aus diesem Grund werde dieser Punkt nicht genadelt. »Nur sehr selten wird er überhaupt direkt behandelt«, so die Medizinerin, »und dann auch nur ganz vorsichtig erwärmt.« Wie seit Jahrtausenden üblich wird er dann mit Salz gefüllt, darauf kommt eine Ingwerscheibe, auf der etwas Moxakraut glimmt – um einem Menschen, der einen völligen Kräfteverlust erlitten hat, wieder Energie zuzuführen. Werde dies jedoch bei jemandem gemacht, der keinen entsprechenden Mangel habe, könne das zu Bluthochdruck führen – nichts für den Selbstversuch also.

Die »Mitte« hat in der TCM eine buchstäblich zentrale Bedeutung: Hier geht es um die Fähigkeit zu verdauen – Nahrungsmittel, aber auch Erlebnisse. Ihr werden der Funktionskreis von Milz und Magen zugeordnet, das »Element Erde«, als Sinnesorgan der Mund und der süße Geschmack. Heißhunger auf Süßes oder Appetitmangel können daher Anzeichen einer »schwachen Mitte« sein, »die Neigung zur Unterzuckerung lässt sich gut mit chinesischen Kräuterrezepturen ausgleichen«, so Meyer-Hamme. Auf der seelischen Ebene zeigen ständiges Sichsorgen, Grübeln und Selbstzweifel an, dass jemand sich nicht genährt und geerdet und damit tatkräftig fühlt. »Mit seiner Mitte sollte man vorsichtig umgehen«, rät die Medizinerin, »bei zu großen Anforderungen leidet sie auch immer.« Oder um es in den Worten des Orakels von Delphi zu sagen: »Nichts im Übermaß« – dann hilft das gesunde Bauchgefühl dabei, sich selbst und seinen eigenen Weg zu erkennen und ihn auch zu gehen.

BLINDDARM – DER KEVIN UNTER DEN ORGANEN

Es gibt mittlerweile zuhauf Studien, die untersucht haben, welche Eigenschaften mit bestimmten Vornamen assoziiert werden. Die bekannteste unter ihnen: Grundschullehrer vorverurteilen Kinder, die den Namen Kevin oder Mandy tragen, als leistungsschwach. Eine Charlotte oder Emilia hingegen genießt, ohne den Mund aufgemacht zu haben, höheres Ansehen. Namen per se können also darüber entscheiden, ob jemand als kompetent oder untauglich gilt – und das ganz unabhängig davon, welche Qualitäten, Talente und Eigenschaften die Person außer ihrem Namen noch so mit sich durch das Leben trägt.

Offensichtlich scheint auch in der Welt der Organe – ganz wie in der Grundschule – der Name nicht nur Schall und Rauch zu sein. Dort ist der eindeutige Verlierer bei der Namensvergabe, sozusagen der Kevin unter den Organen, der Blinddarm, benannt nach einem »nicht sehenden« Teil des Verdauungstrakts – tja, Kompetenz klingt eben anders.

Das dachte sich wohl auch Charles Darwin, Vater der Evolutionsforschung, der immer gern den Blinddarm als das Paradebeispiel für ein Organ nahm, das im Lauf der Evolution seine ursprüngliche Funktion verloren hat und jetzt nur noch als Rudiment im Körper besteht. Darwin und die Wissenschaftler der damaligen Zeit gingen davon aus, dass der Blinddarm aus der Zeit stammt, in der der Mensch noch ein reiner Pflanzenfresser war und im Blinddarm das Grünzeug mithilfe von Mikroorganismen verarbeitet wurde. Je mehr Fleisch wir zu uns nahmen, je moderner die Kost wurde, umso unwichtiger wurde der Blinddarm.

Mit dieser Ansicht war Darwin nicht allein. Auch andere Forscher der Geschichte setzten den Blinddarm über die Jahrhunderte immer wieder auf die Liste der nicht mehr nützlichen Organe. Und so kam es, dass der Blinddarm nicht nur so klang, als könne man nicht viel mit ihm anfangen, sondern auch tatsächlich so behandelt wurde: Macht der Blinddarm Ärger, dann kommt er eben raus; gebraucht wird er ohnehin nicht. Manche gingen sogar so weit, den Blinddarm bei einer Unterleibsoperation gleich mit zu entfernen. Vorsichtshalber, damit er später nicht für Trubel sorgt.

Mediziner von heute rümpfen über solches Vorgehen mittlerweile die Nase, denn längst weiß man: Meist macht gar nicht der Blinddarm an sich Ärger, er muss auch nicht gänzlich raus und er hat zudem drei wichtige Aufgaben für den modernen Menschen. Herumgesprochen hat sich das außerhalb der Gemeinde der Blinddarm-Fans aber noch nicht so sehr.

Als Blinddarm wird der Beginn des Dickdarms bezeichnet, eine rund sieben Zentimeter lange Aussackung im rechten Unterbauch mit einem relativ großen Durchmesser, in die am oberen Ende der Dünndarm den Speisebrei abgibt. Dünndarm und Dickdarm sind in der Wand des Blinddarms über eine Klappe verbunden. Sie wirkt wie ein ventilartiger Verschluss. Dehnt sich der Dünndarm aus, weil er voller Speisebrei ist, öffnet sich die Klappe in Richtung Blinddarm und transportiert den Brei weiter. Dehnt sich hingegen der Dickdarm aus, weil er voller verdauter Nahrung ist, verschließt sich die Klappe fest, damit aus dem mit zahlreichen Bakterien besiedelten Dickdarm kein Speisebrei mit Bakterien in den deutlich keimärmeren Dünndarm gelangen kann. Aufgabe Nummer eins also: Der Blinddarm fungiert wie eine Transitzone; ist man erst einmal reingeraten, geht's zumindest auf demselben Weg nicht mehr zurück. Clever, denn kämen Darmbakterien in den Bereich des Dünndarms, wären schwere Infektionen die Folge.

Doch der Blinddarm ist nicht nur dafür zuständig, krankmachende Bakterien von falschen Fährten abzuhalten, sondern spielt auch eine entscheidende Rolle in der Immunabwehr des Menschen und der Entwicklung seines Immunsystems. Aufgabe Nummer zwei: Er ist ein wichtiges Abwehrzentrum. Bei dieser Aufgabe hilft dem Blinddarm eine etwa fünf bis zehn Zentimeter lange schwanzförmige Struktur, die ihm am sackförmigen Ende angehängt ist. Sie trägt ebenfalls einen eher unattraktiven Namen, nämlich »Wurmfortsatz«. Dieser hilft dem Blinddarm allerdings nicht nur, sondern ist auch dafür verantwortlich, dass sein Ruf so ramponiert ist. Denn ist landläufig die Rede von einer Blinddarmentzündung, ist nicht gemeint, dass der Blinddarm selbst entzündet ist, sondern sein Wurmfortsatz. Und das ist er mit Vorliebe bei Kindern.

Wurmfortsatz und Blinddarm bestehen zum großen Teil aus lymphatischem Gewebe. Dringen Krankheitserreger in den menschlichen Körper ein, beginnt das lymphatische System mit seiner Arbeit und bildet Abwehrzellen. Sie sollen gezielt Krankheitserreger erkennen und beseitigen und den Menschen so vor Infektionen schützen oder zumindest zu einer schnellen Genesung beitragen.

Bleibt Aufgabe Nummer drei: Der Blinddarm dient als Vorratskammer. In ihm und dem Wurmfortsatz befindet sich Darmflora, die von dort in den restlichen Dickdarm verteilt wird. Die menschliche Darmflora besteht aus zahlreichen Mikroorganismen, die bei der Verdauung, der Abwehr von Krankheitserregern und dem Herausfiltern von Vitaminen aus dem Speisebrei helfen. Besonders wichtig wird die Funktion als Vorratskammer, wenn wir an Durchfall leiden.

Anschaulich, aber nicht besonders wissenschaftlich heißt das: Quält uns eine richtige Magen-Darm-Grippe und alles, was man zu sich nimmt, kommt mehr oder weniger auf direktem Weg wieder raus, geht dem Darm auch ein großer Teil dieser nützlichen Darmflora verloren. Die guten Mikroorganismen, die nicht von der Flut mitgerissen wurden und sich retten konnten, flüchten in den Blinddarm und warten beziehungsweise vermehren sich dort, bis das Schlimmste vorbei ist. Dann besiedeln sie den Darm wieder und tragen entscheidend zu seiner Funktion bei.

Aufgrund unserer modernen Lebensweise und der Einnahme von Antibiotika hat sich übrigens die Differenzierung der Darmflora in den vergangenen 200 Jahren verändert. »Das Spektrum an nützlichen Keimen, die wir in unserem Darm tragen, hat deutlich abgenommen«, sagt Professor Markus Neurath, Direktor der Klinik für Gastroenterologie, Pneumologie und Endokrinologie am Universitätsklinikum Erlangen. Das Reservoir, das der Blinddarm vorhalten muss, schrumpft also.

Welche entscheidende Rolle die Besiedlung des Darms bei der Entwicklung des Immunsystems spielt, zeigen Studien.

»Wenn man junge Mäuse keimfrei aufwachsen lässt, dann sind die Entwicklung der Mäuse und ihr Darmimmunsystem stark beeinträchtigt«, sagt der Gastroenterologe. Die Entwicklungsverzögerungen seien vermutlich damit zu erklären, dass diese Mäuse durch die fehlende Darmflora die Nahrung nicht so gut aufschlüsseln könnten und damit den Mäusen weniger Energie für die Entwicklung zur Verfügung stehe; zudem träten Schäden der Epithelzellen auf, die normalerweise durch Stoffwechselprodukte der Bakterien mit ernährt werden.

Auch bei Menschenkindern haben Blinddarm und Wurmfortsatz eine besonders wichtige Rolle. Der kindliche Organismus ist noch nicht so geübt in der Immunabwehr, viele Krankheitserreger sind ihm noch fremd. Für das Abwehrzentrum Blinddarm plus Wurmfortsatz bedeutet das einen ständigen Einsatz bei Heranwachsenden. »Kinder leiden häufig unter Darminfektionen und schlucken bei Erkältungen die Bakterien aus dem Nasen-Rachen-Bereich herunter«, sagt Professor Bernd Tillig, Chefarzt und Direktor der Klinik für Kinderchirurgie, Neugeborenenchirurgie und Kinderurologie am Vivantes Klinikum Berlin-Neukölln. »Der Blinddarm oder genauer: der Wurmfortsatz reagiert dann mit einer Entzündung.«

Eine solche Entzündung im Zuge der Immunabwehr ist bis zu einem bestimmten Grad normal und eben der Gesundheit des Menschen dienlich. Sie zeigt, das Immunsystem arbeitet. Durch das Anschwellen des dünnen Durchgangs vom Blinddarm zum Wurmfortsatz kann es aber auch zu einem Flüssigkeitsstau oder, wie Mediziner sagen, Sekretstau kommen. Die Folge: Bakterien, eben auch krank machende, sammeln sich im Wurmfortsatz an, können nicht mehr in den restlichen Darm abgegeben werden und befeuern die Entzündung so sehr, dass sie nicht mehr zur Infektabwehr dient, sondern Schmerzen hervorruft und gefährlich wird. Es kommt zu einer Blinddarmentzündung.

Die Blinddarmentzündung, auch Appendizitis genannt, ist die häufigste akute Darmkrankheit in Deutschland, etwa 80 000 Menschen erkranken hierzulande jährlich daran. Kinder eben häufiger, weil der Körper mehr Immunabwehr leisten muss. Zu einem Sekretstau kann es aber auch kommen, wenn Nahrungsreste oder Kotsteine den Zugang zum Wurmfortsatz so blockieren, dass das Sekret mit der Darmflora nicht mehr abfließen kann und das Gewebe sich infiziert.

Kommt es generell zu einer Entzündung, tauchen die Patienten in den Kliniken meist mit starken Schmerzen im rechten Unterbauch auf, die etwa beim Laufen und Treppensteigen zunehmen. Häufig entwickeln die Betroffenen auch Fieber und müssen erbrechen. Stand in einem solchen Moment die Diagnose Blinddarmentzündung fest, folgte jahrzehntelang die Operation. Man wollte mit dem Herausnehmen Schlimmeres verhindern, etwa dass sich die Entzündung in andere Bauchbereiche ausbreitet. Die Operation gilt als risikoarm, ist heute minimalinvasiv möglich und befreit den Patienten schnell vom Leid.

Trotzdem nimmt man von diesem Vorgehen immer häufiger Abstand. Neues Wissen und vor allem moderne Diagnostikmöglichkeiten, wie etwa bessere Ultraschallgeräte, können heute meistens genauer sagen, wie weit die Entzündung bereits fortgeschritten ist. Kann man auf diese Weise ausschließen, dass sich Eiter gebildet hat, ein Abszess oder eine Perforation des Wurmfortsatzes droht, greift man heute statt zum Messer immer häufiger erst einmal zu einem Antibiotikum. Besonders vielversprechend ist das, wenn der Patient bei Beschwerden früh einen Arzt aufsucht. Neben dieser konservativen Therapie gibt es noch weitere Ideen. Neurath kennt Studien etwa aus China, in denen

Patienten mit einem entzündeten Wurmfortsatz endoskopisch ein kleines Röhrchen eingelegt wurde, durch das das Sekret wieder abfließen konnte und die Entzündung abnahm.

Dass man seit rund zehn Jahren an Therapien forscht, die dem Patienten bei unkomplizierten Blinddarmentzündungen eine Operation ersparen können, dass sich nicht mehr nur die Chirurgen, sondern auch etwa Mikrobiologen und Immunologen für diesen Teil des Darms interessieren, das liegt auch an der Erkenntnis, dass Patienten ohne Blinddarm anfälliger sind für bestimmte Darminfektionen. Vermutlich weil eben ein wichtiges Abwehrzentrum im Bauchraum fehlt. Dass eine Entfernung des Wurmfortsatzes doch Folgen für den gesamten Organismus haben kann, hätte man lange nicht gedacht. Doch Kinderchirurg Tillig stellt immer wieder fest, dass sich gerade diese neuen Behandlungsmöglichkeiten unter den Patienten noch nicht rumgesprochen haben. Eltern seien häufig überrascht und reagierten mit Unverständnis, wenn es heiße: Wir operieren nicht.»Dass eine Blinddarmentzündung nicht immer operiert werden muss, darüber muss noch mehr informiert und aufgeklärt werden«, ergänzt Tillig, der auch stellvertretender Präsident der Deutschen Gesellschaft für Kinderchirurgie ist.

Es gebe übrigens praktisch keine Risikofaktoren, die eine Blinddarmentzündung hervorrufen, so Tillig. Diese Diagnose ist schlichtweg Zufall. Das sieht auch Internist Neurath so, er habe lediglich beobachtet, dass »der Wurmfortsatz nicht einfach gerade am Blinddarm« anliegt, »sondern umgebogen oder abgeknickt, was individuell von Mensch zu Mensch variiert. Nimmt er dabei eine Position ein, in der er abgequetscht ist, oder treten am Übergang vom Wurmfortsatz zum Blinddarm Verwachsungen auf, erhöht das natürlich die Gefahr, dass Sekret nicht abfließen kann und es zu Entzündungen kommt.«

Als Resümee gilt es also festzuhalten: Statt keine Aufgabe haben der Blinddarm und sein Anhängsel gleich drei – sie sind Abwehrzentrum, Transitzone und Vorratskammer in einem. Und es bleibt noch die Frage: Warum bloß sind die Mediziner bei diesem Organ so nachlässig in der Bezeichnung? Wo sie ansonsten für die kleinsten Strukturen im Körper lateinisches Fachvokabular nutzen, nehmen sie hier hin, dass Wurmfortsatz und Blinddarm in der Bevölkerung in einen Topf geworfen werden. Darauf angesprochen sagen Ärzte: Tatsächlich hat es wohl (auch) etwas mit dem Namen zu tun. Wurmfortsatz sei eben kein besonders schönes Wort, heißt es da. Blinddarm sei als Begriff einprägsamer, und was sich einmal in der Alltagssprache eingeschlichen habe, habe eben Bestand. Das erleichtere das Gespräch mit den Patienten.

Solche Aussagen von Experten können dem Blinddarm wenig Hoffnung machen; er wird sich vorerst wohl mit seinem Schicksal abfinden müssen, dass er als wenig kompetent und unnütz gilt und oftmals seinen Kopf dafür hinhalten muss, dass sein Kumpane, der Wurmfortsatz, sich so gern entzündet.

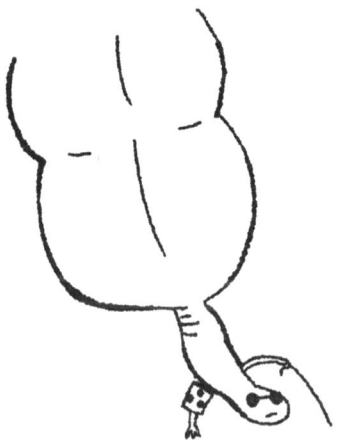

EILEITER – GEZIELTER SEITENSPRUNG

Die Sätze, mit denen Professor Christian Thaler, Leiter des Hormon- und Kinderwunschzentrums an der Ludwig-Maximilians-Universität in München, das Gespräch zu den Eileitern eröffnet, sind ziemlich ernüchternd: »Vergessen Sie alles, was Sie aus Biologiebüchern und anderen Quellen zu den Eileitern wissen, es ist nämlich ganz anders. Es fängt schon mit dem Name Eileiter an. Der ist falsch, denn durch ihn wird kein Ei transportiert.«

Um den Aussagen des Fachmanns folgen zu können, muss man sich im Unterleib der Frau erst einmal orientieren. Eileiter sind Organe, ebenso wie Gebärmutter und Eierstöcke, die nur die Damen unter uns haben. Da die Eileiter aber eine immense Bedeutung beim Entstehen von neuem Leben haben, also mit dafür verantwortlich sind, dass es uns gibt, und außerdem Paaren die Freude des Elternwerdens ermöglichen, kann es durchaus auch für Männer von Interesse sein zu wissen, was da im Inneren der Frauen so los ist und wohin ihre Spermien die Reise antreten.

Die Frau hat zwei Eileiter, einen links und einen rechts. Sprechen Mediziner von den rund zehn bis fünfzehn Zentimeter langen schlauchförmigen Gebilden, sagen sie oft einfache Tube, von *Tuba uterina*. Die Eileiter verbinden die Gebärmutter mit den Eierstöcken, wobei sie mit diesen nicht fest verwachsen sind, im Gegensatz zur Gebärmutter. Die Eileiter selbst sind über Aufhängebänder aus Bindegewebe an der Beckenwand befestigt.

Einen Eileiter muss man sich vorstellen wie einen dünnen Schlauch, den die Anatomen in vier Abschnitte eingeteilt haben. Beginnen wir am oberen Ende, dem, das zu den Eierstöcken hin ausgerichtet ist. Man nennt diesen Abschnitt *Infundibulum*. Er ist geformt wie ein Trichter, an dem zahlreiche Fasern sitzen (das Aussehen erinnert etwas an einen Wischmopp). In der Fachsprache nennt man diese Fasern Fimbrien, sie sind entscheidend für das Entstehen menschlichen Lebens. Gehen wir weiter Richtung Gebärmutter, folgt der Abschnitt, der *Ampulla* genannt wird. Er ist sechs bis sieben Zentimeter lang und hat im ganzen Eileiter den größten Innendurchmesser. Weiter folgt der *Isthmus*, der deutlich enger ist als die *Ampulla* und rund drei bis sechs Zentimeter lang. Den Teil des Eileiters, der schließlich in die Wand der Gebärmutter mündet, nennt man *Pars uterina*.

Ein Eileiter besteht vor allem aus drei Schichten von Muskelzellen und aus Schleimhaut. Die Schleimhaut ist zu Falten aufgeworfen, die das Innere der Tube zu schmalen Spalten verengt. Des Weiteren besitzt die Schleimhaut bewegliche Ausstülpungen, die sogenannten Zilien, sie können rhythmische Bewegungen ausführen.

Je nachdem in welchem Abschnitt des monatlichen Zyklus sich die Frau befindet, verändert sich auch die Schleimhaut in den Eileitern. Nach dem Eisprung etwa finden sich darin sehr aktive Drüsenzellen, die eine Flüssigkeit bilden, die unter anderem Zucker und Aminosäuren enthält. Besonders spannend ist zu beobachten, dass die Zilien sich in verschiedenen Phasen des Zyklus in unterschiedliche Richtungen bewegen können. Mal schlagen sie Richtung Gebärmutter, mal Richtung Fimbrien und Eierstock. Man kann sich das ein wenig vorstellen wie die Flossen eines Fischs, die rhythmisch in dieselbe Richtung schlagen.

Kommt es bei der Frau in einem der Eierstöcke zu einem Eisprung, dockt der Eileiter mit den Fimbrien am Eierstock genau dort an, wo das Ei gesprungen ist, und saugt dieses sozusagen in den Eileiter hinein. Wie er sich dabei genau orientiert und auf welche Weise er sich bewegt, ist noch nicht im Detail geklärt. Vielleicht haben Sie im Zoo schon mal einen Elefanten gefüttert und beobachtet, wie er seinen Rüssel streckt, um an den hingeworfenen Apfel zu kommen, ihn einsaugt und weg ist das Obst? Zugegeben, den weiblichen Eileiter mit dem Rüssel eines Elefanten zu vergleichen, das ist vielleicht nicht die feinste Art. Aber da wir Autorinnen Frauen sind, erlauben wir es uns an dieser Stelle einfach mal. So oder so ähnlich könnte es nämlich auch beim Eileiter funktionieren.

Diese Fähigkeit des Eileiters, sich in verschiedene Richtungen zu bewegen, kann Ausmaße annehmen, die wirklich beeindruckend sind. Professor Thaler erzählt von Frauen, die aufgrund angeborener Fehlbildungen oder anderer Erkrankungen nur noch einen Eileiter und einen Eierstock haben, und das auf verschiedenen Seiten, und die trotzdem schwanger geworden sind. Sprich: Hat die Frau nur noch auf der linken Seite einen Eileiter und auf der rechten einen Eierstock, dann springt das Ei aus dem Eierstock in die leere Bauchhöhle. Der Eileiter auf der linken Seite kann sich aber offensichtlich bis dorthin strecken und das Ei aufsaugen. »Solche Fälle sind selten, aber sie gibt es und sie zeigen, welche faszinierenden Möglichkeiten in den Eileitern stecken«, sagt Thaler.

Mit all diesen anatomischen und physiologischen Details sollte man sich kurz beschäftigt haben, wenn man verstehen will, welche Aufgabe der Eileiter eigentlich hat – und warum Professor Thaler so gegen die herkömmlichen Aufklärungsbücher ist. Denn denkt man an die Bilder, die vermutlich jeder kennt, auf denen die befruchtete Eizelle über Tage langsam den Eileiter entlang Richtung Gebärmutter wandert und sich dabei teilt, kann einem schon die Frage in den Sinn kommen: Warum bloß dieser Umweg? Warum hat die Natur nicht dafür ge-

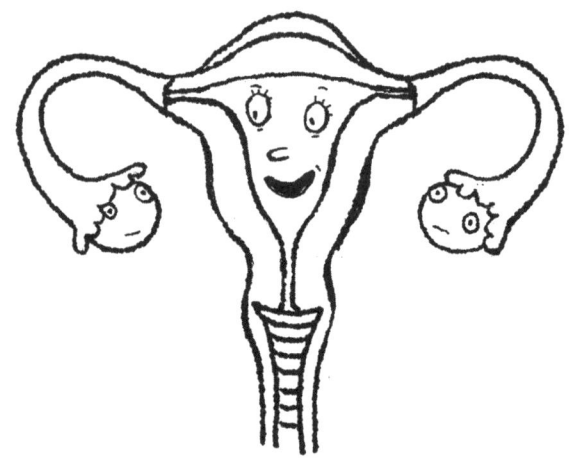

sorgt, dass die Eizelle direkt in der Gebärmutter landet, wo sie ja im Fall einer Befruchtung auch zu einem kleinen Menschen heranreift?

»Seit wir künstliche Befruchtungen durchführen«, sagt Thaler, »wissen wir, dass die Befruchtung der Eizelle und das Heranwachsen des Embryos auch außerhalb des weiblichen Körpers und damit auch außerhalb der Eileiter möglich ist, nämlich in der Petrischale, beziehungsweise im Brutschrank. Aber das eben nur, wenn wir die perfekten Bedingungen zur Reifung schaffen, und die sind ziemlich komplex. Diese optimalen Bedingungen finden wir normalerweise in den Eileitern.« Denn auch wenn man zahlreiche Vorgänge vom Beginn des Lebens immer noch nicht verstanden habe, eins sei mittlerweile klar: »Das befruchtete Ei bewegt sich nicht langsam über Tage im Eileiter Richtung Gebärmutter und reift auf diesem Weg heran, bis sich der Embryo in der Gebärmutter einnistet. Nein, der heranreifende Embryo verbringt etwa die ersten siebzig Stunden im Infundibulum, dem oberen Ende der Eileiter, ganz ohne auf Wanderschaft zu gehen.« Die Eileiter sind also bei Weitem nicht nur für den Transport da. Vielmehr sind sie Ausgangspunkt des menschlichen Lebens. Jeder von uns hat dort seine ersten Stunden verbracht.

Im oberen Teil der Eileiter herrschen für den heranreifenden Embryo optimale Bedingungen, genau das Klima, das er zum Wachsen in den ersten drei bis vier Tagen braucht: der richtige Sauerstoffpartialdruck, also die Menge an Sauerstoff im Blut, die passenden Nährstoffe und ausgewählte Zytokine. Das sind Stoffe, die Vorgänge im Körper regulieren. »Manche Zytokinen seien im Eileiter besonders hoch konzentriert, höher als in der Gebärmutter«, sagt Thaler. »Das verstärkt die Annahme, dass der Embryo speziell im Eileiter in seiner ersten Lebensphase ganz wichtige Impulse bekommt, die ihm, würde er direkt in der Gebärmutter entstehen, fehlten.«

Erst wenn der Embryo dann das Stadium einer Blastozyste erreicht hat (also die Form einer Hohlkugel, die mit einem Zellhaufen und Flüssigkeit gefüllt ist), die fähig ist, sich in der Gebärmutter einzunisten, macht sich diese auf den Weg durch den Eileiter. »Und das tut sie dann relativ rasch. Man kann sagen, ist sie ready to go, dann gelangt sie auch schnell, also innerhalb kurzer Zeit, zur Gebärmutter.« Das heißt aber auch im Umkehrschluss: Damit Leben entstehen kann, müssen die Spermien zum Ei, also in die Region der Fimbrien gelangen. Und wie der Körper das anstelle, so Thaler, sei ausgesprochen spannend.

Eine Eizelle, die aus einem Eibläschen, also aus seiner kugelförmigen Verpackung im Eierstock, gesprungen ist, ist maximal rund zwölf Stunden befruchtungsfähig. Schaffen es in dieser Zeit keine Spermien zu ihr oder sind gar keine unterwegs, dann stirbt sie ab und zerfällt in der Bauchhöhle. »Unbefruchtete Eizellen wandern nicht durch den Eileiter«, sagt Thaler.

Und verweist wieder auf die Zeichnungen in den Biologiebüchern, in denen häufig vermittelt werde, dass das unbefruchtete Ei durch den Eileiter wandert und dann mit der Monatsblutung aus dem Körper der Frau gespült wird. Das wäre auch aus physiologischer Sicht nicht sinnvoll, denn zum Zeitpunkt des Eisprungs seien die Zilien in den Eileitern darauf ausgerichtet, Spermien in Richtung Ei zu bewegen. »Ihre Transportfunktion ist also genau in die entgegengesetzte Richtung gepolt als zur Gebärmutter«, sagt Thaler.

Spermien sind deutlich länger zur Befruchtung fähig als die Eizelle – nämlich rund fünf Tage. Und damit die Wahrscheinlichkeit steigt, dass Spermien auch zum richtigen Zeitpunkt bei der Eizelle ankommen, werden sie aktiv über die Eileiter zum Eierstock befördert, aus dem das Ei in diesem Zyklus gesprungen ist oder springen wird. Thaler und seine Kollegen nennen das »aktiven Transport«. Daran sind unterschiedliche Faktoren beteiligt: die Bewegung der Zilien, das wellenförmige Zusammenziehen der glatten Muskulatur im Eileiter und das Hormon Oxytocin.

Oxytocin ist eigentlich bekannt als das Bindungshormon, das zum Beispiel beim Stillen ausgeschüttet wird, aber auch während der Geburt. In dieser Phase ist Oxytocin unter anderem dafür verantwortlich, dass die Frau Wehen bekommt und die Gebärmutter durch Kontraktionen das Kind langsam nach außen schiebt. Aber auch in der Phase der Befruchtung löst Oxytocin Kontraktionen in Gebärmutter und Eileitern aus, diesmal aber solche, die die Spermien, die sich nach dem Geschlechtsverkehr vor allem am Gebärmutterhals befinden, in Richtung Eileiter transportieren – und zwar bevorzugt in Richtung desjenigen, bei dem sich die sprungreife Eizelle befindet. Oxytocin wird in erster Linie bei engem Körperkontakt ausgeschüttet, also auch beim Sex. In Sachen Fortpflanzung will der

Körper offensichtlich möglichst wenig dem Zufall überlassen und hat sich die Befruchtung bis ins letzte Detail genau überlegt.

Trotz einer steigenden Zahl an künstlichen Befruchtungen in Deutschland bleibt die menschliche Fortpflanzung ein Wunder. Dass es den »aktiven Transport« der Spermien aber wirklich gibt, darin sind sich die Experten einig. Den Beweis sehen sie in Messungen, die gezeigt haben, dass die Spermien für die Strecke vom Gebärmutterhals bis zu den Fimbrien deutlich weniger Zeit benötigen, als sie normalerweise aus eigener Kraft für eine solche Distanz brauchen.

Zunehmend geht man in der gynäkologischen Fachwelt davon aus, dass Störungen dieses aktiven Transports und der Bewegungen in Gebärmutter und Eileiter auch eine Ursache dafür sein können, dass manche Frauen nicht schwanger werden. Thaler hat in seiner Klinik immer wieder mit Paaren zu tun, die sich sehnlichst ein Kind wünschen, die sich zahlreichen Untersuchungen unterzogen haben, und dennoch wurde keine Ursache gefunden, warum die Frau nicht schwanger wird, manchmal selbst durch künstliche Befruchtung nicht. »Wir nennen das dann idiopathische Sterilität«, sagt Thaler. »Wir glauben, dass einige dieser Fälle durch Funktionsstörungen bei den Transportbewegungen zu erklären sind.« Die Spermien würden also eventuell gar nicht oder zu schnell bewegt. Oder der Embryo werde zum falschen Zeitpunkt, in die falsche Richtung oder wieder aus der Gebärmutter heraus in die Eileiter befördert.

»Das zu untersuchen ist allerdings häufig schwierig«, sagt Thaler. »Manchen dieser Frauen geben wir als Therapieversuch ein Medikament, das die Aktivität des Hormons Oxytocin hemmt, und es scheint, dass man die Schwangerschaftsraten bei ausgewählten Paaren damit tatsächlich deutlich steigern kann.«

Andere Gründe für eine Unfruchtbarkeit können aber auch in einer Verklebung der Eileiter, in Entzündungen der Tube oder der Fimbrien liegen. Kommt eine Frau in die Wechseljahre, verändert sich die Schleimhaut und Beschaffenheit des Eileiters. Schwangerschaften sind auch aus diesem Grund dann irgendwann nicht mehr möglich oder zumindest erschwert. Dem stimmt auch die Traditionelle Chinesische Medizin (TCM) zu.

Allerdings sieht sie in einer Entzündung im Unterleib schon eine Folge auf eine vorausgegangene Verkühlung. »Oma hatte eben doch recht, wenn sie davor gewarnt hat, sich nicht auf den kalten Stein zu setzen«, sagt Gesa Meyer-Hamme, Ärztin am Zentrum für TCM des Universitätsklinikums Hamburg-Eppendorf. »Der gesamte Unterleib wird dem Element Wasser zugeordnet, und dazu gehört der Blasenmeridian, der an der Rückseite der Beine bis zum kleinen Zeh verläuft.« Holt man sich kalte Füße und zusätzlich einen kalten Po und reagiert darauf empfindlich, kann schnell eine Blasenentzündung entstehen. Der Körper möchte das mit Hitze ausgleichen und kreiert dann eine Entzündung in der näheren Umgebung – womöglich am Eileiter. Gut gemeint, doch letztlich eben kontraproduktiv. Und noch ein Faktor kommt hinzu, den man oft nicht bedenkt: »Auch Dauerstress kann zu Verklebungen der Eileiter führen«, sagt die Medizinerin.

Bleibt am Ende eine Frage an Professor Thaler: Welcher Name wäre denn für die Eileiter nun passender? »Aufgrund der beeindruckenden Transportfunktion von Spermien zum sprungreifen Ei und dann, in die entgegengesetzte Richtung, des Embryos in die Gebärmutter, wäre wohl ›Spermien- oder Embryoleiter‹ ganz zutreffend«, so Thaler. »Angesichts der wichtigen Rolle für das Heranreifen des Embryos in den ersten

Lebenstagen wäre auch ›Embryoinkubator‹ oder ›Embryonenbrutschrank‹ gerechtfertigt. Wenn man sich vor Augen führt, dass eigentlich jeder von uns im ›Eileiter‹ die ersten Tage seines frühembryonalen Lebens verbracht hat, könnte man auch etwas poetisch von der ›Wiege des Menschen‹ sprechen.«

Vermutlich würde die Natur dem Professor zustimmen. Mit Sicherheit wird das die Fachwelt aber wenig beeindrucken. Der Eileiter wird weiter Eileiter heißen und mit dieser Bezeichnung daran erinnern, dass der Mensch zwar stetig dazulernt, aber offensichtlich, trotz zahlreicher erfolgreicher Verfahren zur künstlichen Befruchtung, das Wunder »Mensch werden« immer noch nicht bis ins Letzte verstanden hat. Ein Kind zu bekommen bleibt eben doch ein Geschenk.

SCHLIESSMUSKEL – DOPPELNULLAGENT MIT DER LIZENZ ZUM ERLEICHTERN

Er ist der vom Secret Service: Er operiert im Geheimen, im Dunkeln des Darms. Sein Auftrag ist – wenn er ihn denn annimmt –, den Verdauungstrakt ganz unten zu versiegeln und in einem günstigen Moment Überflüssiges zu beseitigen. Das, was der Körper aus der Nahrung für seinen Aufbau nicht gebrauchen kann und loswerden will. Idealerweise geht das geräusch- und möglichst geruchlos vonstatten, von anderen unbemerkt, eine saubere, schnelle Sache. Schließlich hat er die Lizenz, uns zu erleichtern. Trotzdem erzählt man sich von ihm meist nur hinter vorgehaltener Hand – ist ja doch manchmal ein schmutziger Job. Denn sein Name ist *Sphincter ani, Musculus sphincter ani*, der »Zusammendrücker«. Aber nennen Sie ihn doch einfach: Schließmuskel. Auch wenn er ein echter Doppelnullagent ist.

»Das ist eine sehr komplexe Einheit, ein Kontinenzorgan, das aus zwei ineinandersteckenden Manschetten besteht, dem äußeren und dem inneren Schließmuskel«, erklärt Hans-Wolfram Obst, Facharzt für Chirurgie mit Schwerpunkt Proktologie (Enddarmerkrankungen) in Karlsruhe. Der innere, der *Musculus sphincter ani internus*, legt sich ringförmig um den Analkanal am Ende des Mastdarms. Er gehört zur glatten Muskulatur, die wir nicht willentlich bewegen können, ähnlich wie das Herz, dessen Schlag sich – außer vielleicht von Yogis und buddhistischen Mönchen – nicht bewusst kontrollieren lässt. Zunächst einmal hält er dicht. Denn er hat einen Ruhedruck, der dafür sorgt, dass er sich zusammenzieht und Inhalte, die bei ihm landen, erst einmal nicht einfach durchrauschen. Auch nicht beim Lachen oder Niesen.

Der äußere, der *Musculus sphincter ani externus*, wird hingegen aus Beckenbodengewebe gebildet und zählt zur quergestreiften Muskulatur, die wir, wie etwa unseren Trizeps, gezielt anspannen können. Jeder kennt das: Das Mittagessen ist verdaut und vergessen, und urplötzlich steigt der Druck im Rektum, dem Mastdarm, und damit im inneren Schließmuskel, der ans Gehirn funkt: »Achtung, Toilette aufsuchen, ich muss mal!« Bietet sich dazu aber gerade keine Gelegenheit, umklammert der äußere Schließmuskel seinen Partner fester und signalisiert: »Noch nicht, aushalten!«. »Die erste Welle kann man noch unterdrücken«, so Obst, »dabei wird der Stuhl wieder ein Stück in den Mastdarm zurückgeschoben, bei der zweiten Drangperiode kann es dann eng werden.« Denn wird der Druck zu groß und hat man schon einen seltsam verkniffenen Gang, öffnen schließlich beide Muskeln auf einmal die Schleusen. Hoffentlich auf der Toilette.

Der Schließmuskel ist eine praktische Sache. Die Vögel haben keinen, und weil sie mit Exkrementen fürs Fliegen zu schwer würden, lassen sie diese fallen, egal wo sie gerade sind. Der Mensch hingegen kann innerlich anhäufen, bis eine nennenswerte Menge beisammen ist, die dann auf einmal ausgeschieden wird. Das ist ökonomisch und erlaubt, Tätigkeiten über einen längeren Zeitraum nachzugehen, ohne ständig irgendwohin zu verschwinden. Dieser einfache Vorgang – Stop-and-go – ist aber leider störungsanfällig und, trotz Aufklärungskampagnen für Darmspiegelungen, immer noch ein Tabu. »Die Leute haben viele Ängste und Hemmungen«, sagt der Mediziner, »manche trauen sich oft jahrelang nicht zum Arzt.« Er selbst hatte nicht geplant, »Proktologe« zu werden, also einer, der sich beruflich mit dem *Proktos* beschäftigt, griechisch für »After« oder »Anus«. Er kam eher zufällig dazu und blieb dabei, weil die Menschen »sehr, sehr dankbar sind, wenn man ihre Beschwerden ernst nimmt«. Das sollte eigentlich jeder Arzt in jedem Bereich tun, aber die meisten Patienten fühlen sich »da unten« eben doch peinlicher berührt als mit zu viel Ohrenschmalz oder Fußpilz.

Schließlich geht es nicht nur um einen intimen Körperteil, er kann uns auch besonders unvorteilhaft dastehen lassen. Wir färben unsere grauen Haare, zupfen die Augenbrauen, rasieren die Achsel, kleben Veniers auf die Zähne, lackieren die Nägel, deodorieren und parfümieren uns, brezeln uns modisch auf und stählen unsere Muskeln – was aber der Schließmuskel hergibt, lässt sich nicht schönen, es ist und bleibt unansehnlich. Hier stinkt's manchmal gewaltig. Hier kommt's dunkel, flüssig, schmierig, fest, gasförmig oder gar nicht raus. Oder zum falschen Zeitpunkt.

»Stuhlinkontinenz schränkt die Lebensqualität stark ein«, so Obst, »Betroffene müssen den ganzen Tag danach planen, dass immer eine Toilette in der Nähe ist.« Oder Windeln tragen, wenn nicht nur Gase unvermittelt abgehen, sondern auch flüssiger oder sogar fester Stuhl. Betroffen sind davon eher ältere Menschen mit schwachem Bindegewebe und Übergewichtige, deren zusätzliche Kilos auf dem Beckenboden lasten. Auch Frauen haben öfter als Männer das Problem, den Stuhl nicht zurückhalten zu können: Haben sie eines oder mehrere Kinder zur Welt gebracht, hat ihr Beckenboden später im Leben oft nicht mehr die Spannung, um den Druck im Schließmuskel, der darin eingebettet ist, aufrechtzuerhalten. Ein Dammriss bei der Geburt verletzt zudem oft auch den Schließmuskel, der vernarbt und dem deshalb im fortgeschrittenen Alter die nötige Kraft fehlen kann. Hier können Yoga oder Pilates helfen. Denn wie jeder andere Muskel auch lässt sich der Sphincter durch (Beckenboden-)Training in Form bringen – wenn man es konsequent übt und sich Zeit lässt, den Beckenboden wirklich aufzuspüren, und nicht nur die Pobacken zusammenkneift. Bauen Sie außerdem mehr Ballaststoffe in den Speiseplan ein, das reguliert den Stuhl und entlastet den Schließmuskel.

Dadurch kann sich auch ein anderes, nicht gerade erbauliches Thema des Schließmuskels verbessern, und das sind Hämorrhoiden. Wobei die zunächst einmal jeder hat. Denn so heißen die gut durchbluteten Gefäße, die für die »Feinkontinenz« zuständig sind und wie ein zusätzliches Polster am Ende des Mastdarms sitzen. Sie sollen den Schließmuskel darunter vor dem ungewollten Entfleuchen von Luft und Flüssigkeit bewahren. »Viele Menschen haben aber leider ein falsches Stuhlverhalten«, klagt Obst, »sie nehmen sich auf der Toilette entweder zu wenig Zeit und pressen, statt darauf zu warten, dass etwas kommt, oder sie verbringen mit dem Handy in der Hand zu viel Zeit dort und bauen ebenfalls zu viel Druck auf.« Auch am Ende des Stuhlgangs noch mal beherzt nachzudrücken sei falsch, weil bei all diesen Manövern das Hämorrhoiden-Kissen »ausleiern«, sich vergrößern und entzünden kann. »Das ist wie bei einer Fensterdichtung«, erklärt Obst, »wenn sie unregelmäßig wird, verliert sie ihre Dichtigkeit.« Das könne auch zu einem Dehnungsreflex führen, bei dem es zu einem Druckgefühl kommt, »als ob man muss, aber man muss gar nicht«.

Bei Hämorrhoiden unterscheiden Mediziner vier Stufen: Bei der ersten bemerkt man selbst noch nichts, eventuell zeigen sich helle Blutspuren auf dem Stuhl, der an den entzündeten Venen der Hämorrhoiden vorbeigequetscht wird. Bei der zweiten werden die Hämorrhoiden beim Pressen mit nach außen gedrückt, gleiten aber von allein wieder nach innen. Muss man sie mit dem Finger zurückschieben, spricht der Arzt von Stufe drei, gelingt auch das nicht mehr, von Stufe vier. Bei den letzten beiden ist eine Operation oft unumgänglich.

Zu heftiges Pressen verletzt zuweilen auch die feine Innenwand des Analkanals und ruft eine »Analfissur«, einen Riss, hervor. Das kann ziemlich schmerzhaft sein, denn der Analkanal, um den sich der Schließmuskel legt, ist empfindsam: Er ist mit mehr Nerven ausgestattet als eine einzelne Fingerkuppe. Die braucht er, um dem Gehirn mitzuteilen, ob gerade Gas, flüssiger Stuhl oder ein steinharter Brocken eintrifft. So einer bildet sich häufig bei Menschen, die ihren Stuhl ständig einhalten, weil sie unterwegs vielleicht nicht auf eine fremde, womöglich öffentliche Toilette gehen oder sich bei der Arbeit nicht unterbrechen lassen wollen. »Dadurch bleibt der Stuhl zu lange im Dickdarm, der ihm zu viel Wasser entzieht«, erläutert Obst, »und das führt dann zu Verstopfung und ›Hasenkötteln‹, die beim Ausscheiden die empfindliche Analhaut verletzen.« Jeder Stuhlgang wird so zur Pein, und wer darunter leidet, »hat eine reflektorische Angst vor dem nächsten Mal«, so Obst, »weil es wieder schmerzhaft sein wird«.

Was helfen kann, sind Salben und Zäpfchen, aber auch ein Naturheilmittel – Flohsamenschalen. »Es ist banal, aber der indische Wegerich wirkt wie ein linderndes Gel«, so Obst, »er verringert Blähungen, etwa auch durch ungenügend gekaute Vollkornprodukte, dickt flüssigen Stuhl ein und macht festen geschmeidiger.« Perfektes, wenn auch nicht gerade sexy Futter für unseren inneren Agenten also. Eine Studie aus dem Jahr 2014 hat gezeigt, dass die löslichen Ballaststoffe sogar bei Stuhlinkontinenz helfen können, außerdem senken sie unter anderem die Blutfettwerte und fördern sogar die »guten« Bakterien im Darm, weil die sich davon ernähren. Man kann sie übers Müsli streuen, auch wenn sie etwas fad schmecken, oder in Wasser einrühren und trinken. Und machen die Patienten das? Da lacht Mediziner Obst. Er hat extra einen Flyer angefertigt, aber die »Compliance«, die »Therapietreue« der Leute, ist mäßig. »Sie machen das eine Zeit lang, dann geht's ihnen wieder gut, und dann stehen sie irgendwann wieder auf der Matte.«

So wie James Bond droht, ausgemustert zu werden, weil er nicht mehr in die moderne Zeit passt, bekommt dem Schließmuskel unser heutiges Leben oft nicht. Wir sind allerdings auf ihn angewiesen. Und behandeln wir ihn schlecht, sind wir irgendwann, na ja, tatsächlich am Arsch. Es brennt und juckt am Hintern? Eine einseitige, ballaststoffarme und zu zuckerhaltige Ernährung fördert ein saures Milieu und die »schlechten« Darmbakterien, die Gase produzieren oder den Stuhl zu flüssig oder zu fest werden lassen. Starker Stress verursacht ebenfalls Durchfall oder Verstopfung. Übertriebene Hygiene an der »Analrosette«, wie der äußere Schließmuskel auch genannt wird, kann, statt zu helfen, die Haut reizen. »Die Chemie möglichst weglassen«, empfiehlt Obst. »Es reicht, mit kühlem Wasser abzutupfen, nicht zu reiben, und als Hautschutz vielleicht noch Zinksalbe, Ringelblumensalbe oder Olivenöl zu verwenden.«

Selbst die Mode legt sich mit dem Schließmuskel an: Ursache von »Irritationen« sind nicht selten Stringtangas.

Gibt es weder äußere Störfaktoren noch einen organischen Befund, meldet sich womöglich die Seele direkt über den Schließmuskel zu Wort. Verliert ein Mensch sein inneres Gleichgewicht und fühlt er sich bedroht, bleibt ihm, nach psychologischem Verständnis, nur Angriff, Flucht oder Erstarrung. »Erstarrung entspricht einer Depression«, erklärt Goetz Broszeit, Chefarzt der Abteilung für Psychosomatische Medizin am Asklepios Westklinikum Hamburg. »Menschen mit Depressionen leiden deshalb eher auch unter Verstopfung, sie ziehen sich in sich zurück und lassen nichts mehr raus.« Wird hingegen die Angst übermächtig, will man am liebsten fliehen, »deshalb kommen hier Durchfälle häufiger vor«. Umgangssprachlich heißt es im Deutschen ja auch, jemand »hat Schiss«.

»Für Menschen gehört es zu den besonders beschämenden Vorstellungen, in der Öffentlichkeit Durchfall zu haben«, führt der Mediziner aus, »denn das kommt einem völligen Kontrollverlust gleich.« Niemand fände das toll. Doch ob man sich denkt, »Mist, aber so ist es, jetzt nichts wie nach Hause«, oder innerlich in Grund und Boden versinken möchte und sich womöglich irgendwann nicht mehr unter Menschen wagt, weil es wieder passieren könnte, hat, tiefenpsychologisch betrachtet, auch mit der »analen Phase« zu tun. Das ist die Zeit als Kind, in der wir gelernt haben, den Schließmuskel zu benutzen. Die Zeit des Toilettentrainings. »Dabei steht die Kontrolle im Vordergrund«, so Broszeit. »Zum ersten Mal spürt ein Kind, dass es die Macht hat, etwas loszuwerden, etwas zu geben und zu verschenken oder es zurück- und für sich zu behalten, und darüber auch viel Aufmerksamkeit bekommt.« Erlebe ein Kind dann in anderen Situationen nur Ohnmacht, werde es später im Leben, als Erwachsener, eher auf diese Kontrollmechanismen zurückgreifen. Starker Eigensinn, Pedanterie, aber auch Zwangserkrankungen sowie narzisstisches Verhalten werden mit Machtkämpfen um das Töpfchen in Verbindung gebracht.

»Menschen mit Angst- oder Zwangserkrankungen können nicht gut entspannen, sie neigen auch eher zum Reizdarmsyndrom«, sagt Professor Harald Matthes, Geschäftsführer und leitender Arzt der Gastroenterologie am anthroposophisch orientierten Krankenhaus Havelhöhe in Berlin. Manche befassten sich übermäßig damit, wie ihr Stuhl aussieht, wie er geformt ist, welche Farbe er hat, ob er glänzt oder nicht: »Das ist dann weniger ein Problem der Verdauung als der zwanghaften Kontrolle.« Auch die Frage, wie oft der Darm sich entleert, beschäftigt diese Menschen mehr als andere. »Das Dogma, dass dies jeden Tag geschehen muss, lässt sich nicht austreiben«, so Matthes, »normal« sei hingegen alles zwischen zwei- bis dreimal am Tag und einmal alle drei bis vier Tage.

Und wann beginnt man nun, ein Kind an den Gang auf die Toilette zu gewöhnen? Die Anthroposophische Medizin geht davon aus, dass »der Mensch seinen Körper von oben nach unten erobert«, wie Matthes sagt. Ein Baby lerne zunächst, seine Gesichtsmimik zu steuern, dann seine Hände zu benutzen, schließlich seine Beine einzusetzen und zu laufen und dann erst den Rumpf mit dem Schließmuskel zu beherrschen. »Der Schließmuskel gehorcht einem Reflex, aber man kann ihn stoppen, und das muss ein Kind erst erfahren und dann genügend Zeit haben, es zu üben«, so Matthes. Mit eineinhalb bis zwei Jahren laufe ein Kind schon recht gut, sodass man jetzt mit dem Toilettentraining beginnen könne. Mit zweieinhalb bis drei Jahren, wenn das Kind zum ersten Mal »ich« sagt, nimmt es den eigenen Körper damit erstmals als Objekt wahr und könne nun allmählich mit dem Beckenboden die Stuhlentleerung steuern. Verlangt man dies seinem Kind jedoch zu früh ab, könne man es damit überfordern; manchmal nässen Kinder dann wieder ein, obwohl sie den Schließmuskel der Blase – auch diese hat einen – zuvor schon kontrollieren konnten.

Zumal die Toilette zwar eine diskrete, aber eigentlich nicht artgerechte Erfindung ist. Zum Schluss deshalb noch etwas Schließmuskel-Geometrie. »Damit der Stuhl nicht immer gleich direkt auf den Schließmuskel fällt«, erklärt Matthes, »ist der Mastdarm geknickt, in einem Winkel von 120 Grad.« Erst bei der Entleerung richte sich dieser Teil des Darms auf 145 bis 160 Grad auf »und der Stuhl geht durch«. Der rechte Winkel auf der Toilette steht dem allerdings manchmal im Weg, Kindern wie ihren Eltern. Einige Hersteller haben deshalb ein Höckerchen für Erwachsene entwickelt. Wie beim Nachwuchs wird es vor die Kloschüssel gestellt, um dann mehr darauf zu hocken als zu sitzen. Dies soll Verstopfung vorbeugen und das Geschäft leichter zum Abschluss bringen. Und das ist doch ein tröstlicher Gedanke, wenn Sie sich mal wieder auf einer Hocktoilette in Afrika oder Indien wiederfinden, die im Grunde nur aus einem Loch im Boden besteht. Sie werden vielleicht innerlich kurz geschüttelt, gehen dann aber ungerührt in die Knie – da es anatomisch korrekt ist, geht es hoffentlich schnell.

STEISSBEIN – ALLES IM LOT

Funktionslos. Überflüssig. Bedeutungsloser Rest eines Schwanzes. Das Steißbein hat nicht gerade den besten Ruf. Zumal es den meisten Menschen erst – und dann unangenehm – zu Bewusstsein kommt, wenn sie einmal draufgefallen sind. Ausgerutscht auf nassem Herbstlaub, auf einem vereisten Gehweg oder einem Treppenabsatz. Noch Jahre danach erinnert man sich, wo man gerade war und was passiert ist. An den Ruck, der durch den ganzen Körper lief, daran, wie man benommen dasaß, und an die durchdringenden Schmerzen, stechend, ziehend, qualvoll. Denn wie das Schienbein ist das Steißbein nur von einer dünnen, empfindlichen Knochenhaut umgeben, die kaum Schutz bietet. Ebenso wenig wie die hier ansetzenden Pobacken. Seltsamerweise rücken die bei einem ungebremsten Aufprall nicht etwa enger zusammen, um das untere spitze Ende der Wirbelsäule vor Schlimmerem zu bewahren.

Vor Verstauchungen, Prellungen, Verwringungen oder Reizungen. Vor einem Haarriss, wie ihn sich die Biathletin Franziska Preuss zuzog, was sie wochenlang stark in ihrer Bewegung einschränkte, der breiten Öffentlichkeit aber vermutlich zum ersten Mal vor Augen führte, dass es auch diese Verletzung am Steißbein gibt. Und es kann brechen, worauf oft ein sichtbarer Bluterguss in der Region hinweist. »All dies tritt sehr viel seltener auf als Knie- oder Schulterbeschwerden oder ein Bandscheibenvorfall«, sagt die Orthopädin Uta Laukens. Wer aber mit Schmerzen am Steißbein ihre Berliner Praxis aufsucht, ist meist auf den Po gefallen, »das ist der Klassiker«. Oder er ist weiblich, etwa vierzehn Jahre alt und der untere Rücken tut weh.

In der Pubertät weitet sich bei jungen Frauen aufgrund der hormonellen Entwicklung das Becken, was zu Beschwerden bis hinunter am Steißbein führen kann. Das hängt mit dem Beckenboden zusammen, einer Schicht aus Muskeln, Bändern und Sehnen. Ihr hinterer Zipfel ist am Steißbein befestigt, vorn am Schambein, rechts und links an den beiden »Sitzbeinhöckern« – das sind die beiden festen Punkte, auf denen wir sitzen und die man durch den Po fühlen kann. Vergrößert sich das Becken, kann es hier zu Spannungen kommen. Öffnet sich das Becken hingegen bei einer Geburt nicht weit genug, ist das Steißbein dem Embryo quasi im Weg und wird womöglich geprellt. »Steißbeinbeschwerden sind überwiegend Frauensache«, sagt Uta Laukens, die damit verbundenen Schmerzen seien harmlos, aber sehr belastend. Die Betroffenen können tage-, wochen-, manchmal monatelang nicht sitzen, ohne zu leiden. Ein rundes Kissen mit einem großen Loch in der Mitte nimmt zumindest etwas Druck vom Steißbein, ebenso ein halb aufgeblasener Kinderschwimmreifen.

Außerdem lasse sich das Becken und darüber das Steißbein »mit manueller Therapie stimulieren, dass es sich von selbst wieder reguliert«, so die ganzheitlich arbeitende Ärztin. »Wir können zudem Bänder lockern, wo sie zu fest sind, den Darm behandeln, damit der Bauch nicht verhärtet und damit den Rücken stresst, aber viel mehr Möglichkeiten hat man nicht.« Mit der Zeit würden die Schmerzen schließlich nachlassen, es gebe keine wissenschaftliche Studie, die zeige, dass es mit oder ohne Therapie besser wird. Bei jungen Frauen mit Beckenschmerzen helfe hingegen das homöopathische Mittel *Hypericum* (Johanniskraut) »ganz hervorragend«.

Auch zu langes, starres Sitzen auf harten Stühlen oder eine zu gerade Haltung auf schmalen oder weichen Fahrradsätteln kann zu Beschwerden am Steißbein führen. Zu wenig Bewegung trägt ebenfalls manchmal dazu bei. Dem Steißbein würde es schon reichen, wenn wir einfach nur genügend zu Fuß gingen. Dafür ist es gemacht. Und für unsere Aufrichtung.

Seine Geschichte beginnt vor rund zwanzig Millionen Jahren: In Ostafrika tut sich der Große Graben auf, Vulkane speien ihre Lava in den Himmel und Gebirgszüge wuchten sich empor, an denen sich Wolken abregnen, die zuvor ungehindert weiterzogen – es wird wärmer. Dadurch gehen vor rund sieben Millionen Jahren die Wälder zurück, Savannen entstehen. Hier ist es für unsere Vorfahren von Vorteil, sich aufrecht bewegen zu können, um die Ebene zu überblicken und zu erkennen, ob sich ein Feind nähert oder Beute. Dazu verkürzen sich die Beckenknochen und werden zu einer Art tragender Schale, zum neuen Schwerpunkt in der Horizontalen.

Zugleich richtet sich die Wirbelsäule in die Vertikale auf und erhält die Struktur eines doppelten S, um Schritte und Sprünge abfedern zu können. Die sieben Halswirbel haben dazu eine leichte Wölbung nach vorn, die zwölf Brustwirbel nach hinten, die fünf Lendenwirbel nach vorn – mit Tendenz zum Hohlkreuz. Auf die Lendenwirbel folgt das flachere dreieckige Kreuzbein, das die Rückwand unseres Beckens bildet und sich dazu wieder leicht nach hinten wölbt, gefolgt vom spitz zulaufenden Steißbein, das den Bogen nach unten fortsetzt. Man spricht von »Bein«, weil die fünf Wirbel des Kreuz- und die drei (bis zu sechs) des Steißbeins bei der Geburt eines Menschen noch als einzelne Knorpel erscheinen. Sie verwachsen bis zum zwanzigsten Lebensjahr – manchmal auch etwas später, manchmal nie – zu einer knöchernen Struktur, die sich nach unten verjüngt. Im Verhältnis zu unserem größten Lendenwirbel, der den Umfang unseres Handgelenks besitzt, nimmt sich das unterste Element des Steißbeins winzig aus – es ist nicht einmal so breit wie der Nagel des eigenen kleinen Fingers.

Tatsächlich sind die Steißbeinwirbel der rudimentäre Rest der Wirbelsäule eines Schwanzes, den ein namenloser Vorfahr in der Familie der Primaten sogar schon vor mehr als 25 Millionen Jahren aufgab – noch bevor das Leben auf den Bäumen uninteressant wurde. Doch das Schlusslicht unseres Rückgrats ist alles andere als ein unbrauchbares kleines Anhängsel. Denn auch wenn wir uns nicht mehr von Ast zu Ast schwingen und dabei mit dem Schwanz die Balance halten, so benutzen wir das Steißbein, das im Englischen heute noch *tailbone* (»Schwanzbein«) heißt, doch dazu, uns im Raum auszusteuern. Zur Seite, nach vorn oder hinten, aber vor allem in die Höhe. Das Steißbein ist unser drittes Bein.

Mit einer »Finne wie am Boot« vergleicht Professorin Marina Fuhrmann den knöchernen Fortsatz. Als hinterer Anker für den Beckenboden sorge das Steißbein dafür, dass dieser gespannt ist wie »ein dynamisches Trampolin«, das sich bei jeder Bewegung ausrichtet, so Fuhrmann, die in Wiesbaden eine Praxis für Osteopathie führt. Der Beckenboden ist aber nur das »Erdgeschoss«, dem nach oben weitere Etagen folgen, die allesamt auf die Schwingfähigkeit des Beckenbodens angewiesen sind, um selbst elastisch zu bleiben: das Zwerchfell, der Mundboden, das Gaumensegel bis hinauf zum »Kleinhirnzelt« im Gehirn. Gerät nun die »Finne« aus dem Zentrum, etwa durch einen Sturz aufs Steißbein, verändert sich die Spannung im Beckenboden, was sich – manchmal auch erst viele Jahre später – auf den gesamten Körper und seine Statik auswirken kann.

Mögliche Konsequenzen sind ein Beckenschiefstand mit darauf beruhenden Fehlhaltungen, Krämpfe im Bereich des Afters, Hämorrhoiden, ein Bandscheibenvorfall in der Lendenwirbelsäule, eine Gebärmuttersenkung. Aber auch Skoliosen (also seitliche Verschiebungen oder Verdrehungen) weiter oben in der Wirbelsäule, ein Rundrücken, Verhärtungen in Schulter oder Nacken, Kopfschmerzen, Schwindel, ein Tinnitus oder chronische Rückenschmerzen. Über ein kleines Nervengeflecht direkt vor dem Steißbein, dem *Nervus coccygeus* (das Steißbein heißt lateinisch *Os coccygis*), steht es außerdem in Verbindung mit der Blase (und möglichen wiederkehrenden Entzündungen oder einer Inkontinenz) sowie zu den Eierstöcken und damit zu Menstruation und Fruchtbarkeit.

»Wir erleben es öfter in der Praxis, dass Paare alles versucht haben, um schwanger zu werden«, berichtet Professorin Fuhrmann, die auch Vorsitzende des Verbands der Osteopathen Deutschland ist. »Stellen wir dann die Folgen einer alten Verletzung oder eine Fehlstellung des Steißbeins fest und behandeln dies osteopathisch, erfüllt sich der Kinderwunsch oft.« Denn ist die Blutzufuhr in den Nerven am Steißbein durch Dysbalancen eingeschränkt, könne schon eine kleine Abweichung zu nachhaltigen Veränderungen im Hormonsystem führen. Umgekehrt kann ein unerfüllter Kinderwunsch Beschwerden am Steißbein auslösen. »Es kommt vor, dass Frauen über tief sitzende Rückenschmerzen klagen und im Gespräch stellt sich dann raus: Sie sind Ende dreißig, hätten gern ein Kind und es klappt nicht«, sagt Uta Laukens.

Dass sich belastende Gefühle im Körper manifestieren können, zeigt sich immer wieder auch am Zentrum für Traditionelle Chinesische Medizin (TCM) des Universitätsklinikums Hamburg-Eppendorf. Zur Akupunktur bei Schmerzen werden hier Meridiane kombiniert, die einander beeinflussen: Bei Steißbeinbeschwerden sind dies vor allem die Energiebahnen von Blasen- und Gallenblasenmeridian. »Der Blasenmeridian ist mit dem Thema der Regeneration verbunden«, erläutert die

Ärztin Gesa Meyer-Hamme, »der Gallenblasenmeridian mit dem der Anspannung.« Über Nadeln an Reflexpunkten versuchen sie und ihre Kollegen Stauungen im Verlauf dieser Bahnen zu lösen. Manchmal können zusätzlich chinesische Kräutermischungen helfen, etwa mit Zimtrinde, die den Unterleib wärmt, die Durchblutung verbessert und so schmerzlindernd wirkt, oder mit Gebirgsangelikawurzel, die den Energiefluss im Blasenmeridian unterstützt. Diesem wird in der TCM zugleich die Emotion Angst zugeordnet, dem Gallenblasenmeridian unterdrückte, zurückgehaltene Wut.

»Angenommen, jemand ärgert sich über seinen Chef, traut sich aber nicht, das zu zeigen, und kann auch sonst nicht konstruktiv damit umgehen«, sagt Meyer-Hamme, »dann bleibt das Gefühl unbewusst im Körper stecken.« Und das vor allem in der Region von Kreuz- und Steißbein: »Wir haben hier zwar keinen Schwanz mehr, aber wir besitzen noch die Muskulatur, um damit zu wedeln oder aber den unteren Rücken zu verspannen wie ein Hund, der Angst hat.« Weil man den Vorgesetzten weder ankläffen, noch ihm gar an die Kehle springen kann, »kneifen wir mit diesen kleinen Muskeln die Pobacken zusammen, wir ziehen sozusagen den Schwanz ein«. Und das Steißbein damit zu weit nach vorn und aus dem Lot.

Bei chronischen Anspannungen in diesem Bereich »muss man nicht unbedingt draufgefallen sein«, sagt deshalb Gesa Meyer-Hamme, »es kann sich auch ein Hierarchieproblem dahinter verbergen.« Denn beim Steißbein gehe es – gewissermaßen tief unten und innen – tatsächlich auch um das eigene Überleben, die eigene Existenz. Letztlich um Vertrauen ins Leben, was wiederum dem Blasenmeridian zugeordnet wird. Nur wer keine Angst hat, kann sich locker und entspannt aufrichten.

An den Ecken und Enden: ARME HÄNDE BEINE FÜSSE

Beginnen wir mit einem kurzen Quiz. Ohne groß nachzudenken, einfach mal aus dem Bauch heraus: Was zählt zu unseren Gliedmaßen? Vermutlich sagen die meisten von Ihnen nun: zwei Arme und zwei Beine. Damit hätten Sie in einem richtigen Test aber nur vier von möglichen sechs Punkten erreicht. Denn die Anatomen zählen zu den Gliedmaßen auch noch den Schultergürtel und den Beckenring, also sozusagen die Aufhängevorrichtungen für die Gliedmaßen am Rumpf. Aufmerksame Leser werden jetzt sagen, aber einige Seiten zuvor wurde doch das

Becken zum Rumpf und nicht zu den Extremitäten gezählt. Richtig, das Becken an sich, also die Pelvis, wie der medizinische Fachbegriff lautet, mit all ihren Organen darin, gehört auch zum Rumpf. Das knöcherne Becken hingegen, also der Beckenring, wird zu den Gliedmaßen gezählt.

Unsere beiden oberen Extremitäten bestehen aus Schultergürtel, Oberarmen, Unterarmen, Händen und Fingern. Zum Schultergürtel zählen die Schulterblätter und die Schlüsselbeine. Die unteren Extremitäten bestehen aus Beckenring, Oberschenkeln, Unterschenkeln, Füßen mit den Zehen. Im Gegensatz etwa zum Bauch bestehen die menschlichen Extremitäten vor allem aus Knochen. Der erwachsene Mensch hat zwischen 208 und 214 Knochen – das variiert von Person zu Person, was an kleinen zusätzlichen Knochen wie etwa im Fuß, an der Wirbelsäule oder in der Hand liegen kann. Über die Hälfte dieser rund 208 Knochen befindet sich in unseren Extremitäten. Unter ihnen auch die größten Knochen im menschlichen Körper, nämlich die Oberschenkelknochen. Im Durchschnitt misst ein solcher um die 46 Zentimeter. Bei sehr großen Menschen wurden aber auch schon Knochen von einer Länge über 70 Zentimeter gemessen. Die Tragfähigkeit des Oberschenkelknochens beträgt rund 1,65 Tonnen.

Unsere Knochensubstanz befindet sich stetig in einem Auf- und Abbau. Das ist aus mehreren Gründen sinnvoll. Einmal weil die ständige Erneuerung ihrer Substanz die Knochen vor übermäßigem Verschleiß schützt. Außerdem werden brüchige Stellen schon repariert, bevor der Knochen womöglich ganz bricht. Und schließlich wird die Knochensubstanz individuell ihrer Beanspruchung angepasst. Muss ein Knochen viel Last tragen, verändert sich dementsprechend auch die Festigkeit der Substanz.

Unser Körper denkt mal wieder mit. Durch diese Mechanismen sorgt er dafür, dass wir möglichst wenig Beschwerden und Ärger mit den Knochen haben. Stellen Sie sich vor, unsere Straßen und Brücken könnten sich ganz von allein erneuern. Der Asphalt würde sich selbst wieder instand setzen, wenn er feststellt, dass er an einer Stelle brüchig wird. Die Brückenpfeiler würden sich selbst verfestigen, sobald sie mehr Verkehr aushalten müssen. Wie viele Baustellen und Staus uns da erspart blieben!

Der Oberschenkelknochen benötigt übrigens ungefähr sieben Jahre, bis er sich selbst einmal komplett erneuert hat. Doch der ständige Umbau im Knochen ist auch noch für etwas anderes nützlich. Unser Körper kann dadurch aus der Knochensubstanz schnell Kalzium mobilisieren. Dieser Mineralstoff kommt im Körper an zahlreichen Stellen vor und ist ausgesprochen wichtig fürs Überleben. Gespeichert wird Kalzium im Knochen und in den Zähnen. Der Körper benötigt es unter anderem für das Nerven- und Hormonsystem, es spielt aber auch bei der Blutgerinnung eine Rolle. Fehlt es dem Körper an diesem Mineralstoff, weil wir ihn etwa mit der Nahrung nicht ausreichend zuführen, muss der Organismus sich selbst helfen und baut kurzerhand Kalzium aus dem Knochen ab, damit die wichtigen Körperfunktionen am Laufen bleiben. Damit gefährdet der Körper zwar die Stabilität seiner Knochen, setzt aber im Grunde Prioritäten.

Auch bei dem Krankheitsbild der Osteoporose baut der Körper mehr Knochensubstanz ab, als er aufbaut. Das ausgeklügelte Gleichgewicht in den Knochen ist in diesem Fall aus dem Takt gebracht. Sie werden brüchiger. Zwar ist es normal, dass der Körper im Alter – und das heißt: ab 35 – zu einem gewissen Grad mehr Knochensubstanz ab- als aufbaut. Doch wird das natürliche Maß irgendwann überschritten, kommt es zur Osteoporose. Dafür kann es mehrere Ursachen geben: die

Gene, das Hormonsystem oder andere Grunderkrankungen, auf die man leider keinen Einfluss hat. Aber es gibt auch Risikofaktoren, die man sehr wohl beeinflussen kann: zum einen eine ausgewogene, gesunde Ernährung mit genügend Vitamin D (das die Aufnahme von Kalzium steuert) und eben Kalzium selbst. Zum anderen ist Bewegung wichtig. Beanspruchen wir die Muskeln, die an den Knochen befestigt sind, ausreichend, regt das die Knochenbildung an. Besonders effektiv soll es sein, Kraft- und Springtraining zu machen. Forscher an der University of Missouri fanden in einer Untersuchung heraus, dass sich bei diesen Sportarten schon nach wenigen Wochen die Knochendichte verbessert – reines Ausdauertraining schafft das nicht. Warum also nicht mal wieder ein Springseil zur Hand nehmen?

ELLENBOGEN – PLATZ DA!

Der Mythos des Halbgottes in Weiß bröckelt gegenwärtig ja gewaltig. Am Image der Mediziner, die wundersam heilen, nicht viel sagen, stattdessen etwas tun oder verschreiben und dann geht es einem wieder gut, wird heftig gerüttelt. Der neue Patiententyp stellt Fragen, auch kritische, überprüft bei Dr. Google, was ihm der Arzt erzählt hat. Das ist absolut richtig und wichtig so. Aber so ein paar Momente gibt es dann schon noch, in denen ein Arzt mit wenig Tun großen Eindruck hinterlassen kann. In denen er sich ein ganz kleines bisschen wie ein Halbgott fühlen kann. Und das zu Recht. Unter anderem das Ellenbogengelenk bietet ihm dazu die Gelegenheit.

Folgende – stark verkürzte – Situation spielt sich regelmäßig in deutschen Notaufnahmen ab: Eltern kommen mit einem weinenden Kleinkind, das den Arm weitestgehend gestreckt, manchmal leicht angewinkelt und nach innen gedreht hat. Das Kind schreit, will den Arm partout nicht mehr bewegen, er wirkt wie gelähmt. Sieht ein erfahrener Orthopäde, Unfallchirurg oder Kinderarzt so etwas und bekommt dann noch erzählt, dass die Schmerzen aufgetreten sind, nachdem das Kind sich von der elterlichen Hand losreißen wollte oder nachdem man »Engelchen, Engelchen flieg!« gespielt hat, kennt der Mediziner eigentlich schon die Diagnose. Trotzdem wird der Arm des Kindes häufig noch mal geröntgt, um einen Bruch sicher auszuschließen. Zeigen sich auf dem Röntgenbild keine Verletzungen, steht der Befund fest: Radiusköpfchen-Subluxation.

Zur genauen Anatomie des Ellenbogengelenks kommen wir gleich. Einfach übersetzt heißt diese Diagnose aber: Ein Teil des Gelenks ist aus seiner Position gesprungen. Und nun kommt die große Stunde des Arztes: Da das Radiusköpfchen wieder in seine ursprüngliche Lage gebracht werden muss, damit die Schmerzen verschwinden, drückt der Arzt mit dem Daumen auf das Radiusköpfchen, dreht dabei den Unterarm nach außen und streckt das Ellenbogengelenk. Das dauert wenige Sekunden, danach hört das Kind auf zu weinen und kann den Arm wieder bewegen, ohne dass in der Regel weitere Schäden bestehen. Über diese schnelle Heilung sind Eltern in der Notaufnahme meist so erleichtert wie erstaunt.

Diese Erkrankung wird übrigens auch Chassaignac-Lähmung genannt, nach dem französischen Chirurgen Charles Marie Édouard Chassaignac, der im 19. Jahrhundert das Repositionsmanöver am Arm als Therapie entwickelte und damit unzähligen Kindern zwischen rund einem und vier Jahren geholfen hat. Haben die Kinder das fünfte Lebensjahr überschritten, tritt die Chassaignac-Lähmung praktisch nicht mehr auf.

Um zu verstehen, was da im Ellenbogengelenk passiert, muss man sich etwas mit der Anatomie des Ellenbogens befassen, über die selbst erfahrene Orthopäden und Unfallchirurgen sagen, sie sei bewundernswert, aber man habe auch großen Respekt davor. Es gilt als sehr komplexes Gelenk, das schwer zugänglich sei und keine Fehler verzeihe. »Dort laufen zahlreiche Nerven und stabilisierende Bänder«, sagt Professor Karl-Dieter Heller, Chefarzt der Orthopädischen Klinik und Leiter des EndoProthetikZentrums am Herzogin Elisabeth Hospital in Braunschweig. »Bei einer Operation kann man, trotz größter Vorsicht, schnell etwas verletzen.«

Das Ellenbogengelenk setzt sich aus drei Knochen zusammen, der Elle und Speiche im Unterarm und dem Oberarmknochen. Alle drei Knochen sind jeweils über ein Gelenk miteinander verbunden, das heißt, unser Ellenbogengelenk besteht eigentlich aus drei Teilgelenken, die alle in einer Gelenkkapsel liegen. Durch die drei Gelenkanteile verfügt der Ellenbogen über einen großen Bewegungsumfang. Wir können ihn strecken und beugen, eindrehen und ausdrehen, was ferner auch Auswirkungen auf die Beweglichkeit im Handgelenk hat. So können Männer ihren Arm etwa um 150 Grad beugen, Frauen und Kinder aufgrund einer schwächer ausgebildeten Gelenkkapsel und geringerer Oberarmmuskulatur sogar bis zu 165 Grad. Damit das auch wirklich funktioniert, sitzt die Gelenkkapsel locker. Wird der Unterarm gestreckt, legt sich die Rückseite der Gelenkkapsel in Falten. Wird der Unterarm gebeugt, legt sich die Vorderseite der Gelenkkapsel in Falten. Wäre das nicht so, würde die Gelenkkapsel bei starkem Strecken und Beugen vermutlich reißen.

Von außen machen wir den Ellenbogen optisch vor allem an dem knubbeligen Knochenhügel am oberen Ende der Elle fest, den man so gut unter der Kleidung fühlen kann. Dieses *Olecranon* ist rein anatomisch dafür da, dass wir den Unterarm nach hinten nicht überstrecken können. Das Ellenbogengelenk wird von zahlreichen Ober- wie Unterarmmuskeln bewegt. Zu den bekanntesten zählen »Bizeps« und »Trizeps«. Sie sind sicher nicht nur Fitnessstudio-Fans ein Begriff. Es sind die Muskeln, die trainierte Oberarme so schön aussehen lassen und ihnen die »Hügelform« geben.

Das Ellenbogengelenk wird außerdem von reichlich Bändern stabilisiert – und da sind wir wieder bei der Chassaignac-Lähmung. Eins dieser Bänder ist das *Ligamentum annulare radii*. Das runde obere Ende der Speiche, lateinisch *radius*, nennt man auch Speichen- oder Radiusköpfchen. Dieses Knochenende wird von einem ringförmigen, straffen Band, eben dem *Ligamentum annulare radii*, in Position gehalten und bildet unter anderem das Teilgelenk zwischen Elle und

Speiche. Bei Kindern ist dieses Band noch nicht so straff, sodass bei einem plötzlichen kräftigen Zug am Arm das Köpfchen aus der Bandbefestigung rutschen und das Band einklemmen kann. Kinder sollten deshalb beim »Engelchen, Engelchen flieg!«-Spiel immer unter den Achseln genommen werden. Beim Festhalten an der Straße umgreifen Sie am besten den Oberarm.

Zur Stabilität des Ellenbogengelenks insgesamt tragen vor allem die Kollateralbänder bei, die an den Seiten des Gelenks sitzen und noch mal einen besonderen Halt geben. Doch wie sagt Orthopäde Heller: Nicht nur vor den Bändern, sondern auch vor den Nerven und Gefäßen im Ellenbogen hätten die Mediziner Respekt. »Denn eigentlich alle Nerven, die den Unterarm, die Hand und Finger innervieren, verlaufen über das Ellenbogengelenk«, erklärt er weiter.

Einer der bekanntesten ist übrigens der »Musikantenknochen«. Wenn wir davon sprechen, meinen wir eigentlich gar keinen Knochen, der den Schmerz auslöst, sondern einen Nerv, und zwar den *Nervus ulnaris*. Er läuft ziemlich ungeschützt am Ellenbogen in einem offenen Knochenkanal nahe der Hautoberfläche. Stößt man sich an dieser Stelle, wird der Nerv direkt gereizt. Die Folge: Schmerzen und Gefühlsstörungen im ganzen Gebiet, für das der *Nervus ulnaris* zuständig ist. Da er sowohl sensible wie motorische Anteile hat, also Empfindungen und Bewegungen auslöst beziehungsweise weiterleitet, sind die Reaktionen nach einem Schlag auf ihn so vielseitig: Kribbeln, Taubheit und Schmerzen. Ein vollständiger Ausfall des *Nervus ulnaris* führt übrigens zu einer charakteristischen Lähmung. Bei diesen Patienten werden die kurzen Fingermuskeln in der Hand nicht mehr richtig innerviert. Die Hand verharrt in einer Krallenposition.

Als wüsste das Ellenbogengelenk, dass die Ärzte durchaus Respekt vor seiner Komplexität haben, fordert es die Mediziner nicht allzu oft heraus und macht von den großen Gelenken im Körper auch am wenigsten Ärger. »Wir sehen in der Klinik viel seltener Patienten mit wirklich schweren Verschleißerscheinungen oder Erkrankungen am Ellenbogengelenk als bei den anderen Gelenken«, sagt Heller. Beschwerden an Knie, Hüfte oder Schulter kämen weit häufiger vor. Warum das so ist, darüber kann er nur spekulieren. »Zumindest für die Gelenke in den unteren Extremitäten gilt, sie haben ja die Last des ganzen Körpers über ein Leben zu tragen. Da verschleißt man schneller.«

Was Heller und seine Kollegen aber oft sehen, sind sogenannte Tennis- und Golfellenbogen. Sie sind das Resultat einer Überlastung der Sehnen der Unterarmmuskeln im Bereich ihres Ansatzes am Ellenbogen. Sehnen sind feste Bindegewebsstrukturen, die die Kraft des Muskels auf die Knochen übertragen. Zum Problem kann das werden, wenn die Muskeln, die die Hand strecken oder beugen, immer und immer wieder die gleiche Bewegung machen müssen. Viel häufiger als beim Tennis- oder Golfspielen ist das der Fall, wenn jemand viele Schrauben eindrehen muss, lange Zeiten mit der Computermaus arbeitet oder auch ausgiebig Gitarre spielt. Die Therapie ist laut Heller ziemlich simpel: den Arm schonen, eventuell kühlen oder entzündungshemmende Mittel nehmen. Vor vorschnellen Operationen warnt er. »Meiner Erfahrung nach kann man dem Ellenbogen dadurch schaden, vor allem wenn der Arm in Folge eines Eingriffs länger ruhig gestellt wird. Auch wenn bestimmte Operationen gute Erfolgsaussichten haben, so sind sie immer der letzte Ausweg. Zunächst werden immer nicht operative Verfahren angewandt.«

Was Heller damit meint: Das Ellenbogengelenk mag es gar nicht, wenn man ihm seine Bewegungsfreiheit nimmt. Wie gesagt, anders als etwa die Hüfte verzeiht es wenig, was man ihm antut. Ein Sensibelchen unter den Körperstrukturen. Wird es über einen längeren Zeitraum also nicht bewegt, dann versteift es relativ schnell. Stellt die Arbeit ein. Die Folge können gravierende Bewegungseinschränkungen sein, auch wenn die eigentliche Erkrankung verheilt ist. Und wer den Ellenbogen nicht mehr richtig beugen und strecken kann, merkt dann erst, wie sehr ihn das im Alltag behindert. Versuchen Sie einmal, mit einem Arm in der Neunzig-Grad-Stellung Zähne zu putzen, zu essen, zu heben, jemanden zu umarmen, zu winken oder sich am Kopf zu kratzen. Das ist plötzlich alles nicht mehr oder nur sehr umständlich möglich.

Es gibt aber Unfälle oder Verletzungen, da lässt sich eine Ruhigstellung des Ellenbogens nicht verhindern, etwa nach Brüchen, Verrenkungen oder schweren Traumen. »Wir sind sehr froh, dass es für diese Fälle seit einigen Jahren sogenannte dynamische Ellenbogenfixateure gibt«, sagt Heller. Diese mächtig aussehenden Metallstäbe werden mit Schrauben so an Ober- und Unterarm befestigt, dass sie dem verletzten Gelenk Stabilität bieten, aber gleichzeitig eine geführte und kontrollierte Bewegung zulassen. Der Ellenbogen muss also nicht mehr über Wochen nur in einer Position verharren. »Mit dieser Entwicklung hat man eine Menge Patienten vor einer Versteifung im Ellenbogengelenk bewahrt«, resümiert Heller.

Vielleicht geht es ja manchem Patienten, der nach Wochen im Fixateur ganz selbstverständlich wieder eine Tasse Kaffee zum Mund führen kann, dann auch ein wenig so wie den Eltern von Kindern mit einer behandelten Radiusköpfchen-Subluxation. Er staunt, was die Medizin doch alles wieder herrichten kann.

Ebenso verblüffend mag es scheinen, wenn durch sanfte manuelle Berührungen chronische Entzündungen des Ellenbogens verschwinden – und zugleich Verstopfungen oder andere Verdauungsbeschwerden. »Das ist kein Zufall, denn in der Osteopathie betrachten wir den gesamten Körper immer vor dem Hintergrund der embryonalen Entwicklung«, sagt Professorin Marina Fuhrmann, Osteopathin in Wiesbaden. In den ersten acht Wochen nach der Zeugung differenzierten sich parallel Knochen, Gelenke, Nerven, Muskeln und Organzellen in der Enge weniger Millimeter. »Dabei wachsen die Körperstrukturen nicht gleich schnell, wodurch es zu Krümmungen kommt bis hin zur Gelenkbildung.« Was also später zu Knorpel am Ellenbogen oder zu Dickdarmmuskulatur wird und damit deutlich voneinander entfernt Position bezieht, war in unserer eigenen »Frühzeit« als Gewebe unmittelbar verbunden.

Bei ihrer Arbeit mit feinsten Gewebe- und Faszienstrukturen nutzen Osteopathen diese gemeinsame Vergangenheit und restimulieren sie, was die Durchblutung verbessert und Autoregulationsmechanismen des Körpers aktiviert. Dabei stellen sich Osteopathen auf den jeweiligen Patienten ein, denn jeder hat seine eigene Geschichte, vom Beginn des Lebens an über Infektionen, Stürze, Brüche, spezielle Belastungen, aber auch durch mögliche genetische Besonderheiten. »Jeder hat seinen individuellen physiologischen Abdruck.« Was umgekehrt bedeutet, dass nicht jede Therapie jedem gleich hilft und man für sich selbst den richtigen Weg finden muss.

Generell aber gilt: So wie dauerhafte Überbelastung der Hand oder der Schulter letztlich dem Ellenbogen schaden kann, so nachteilig ist es, ihn langfristig zu unterfordern. Und das beginnt nicht immer in der Mitte unseres Arms, sondern manchmal auch im Brustkorb. »Durch zu wenig Bewegung, aber auch durch Alterungsprozesse verlieren viele Menschen die Flexibilität ihrer Brustwirbelsäule«, sagt Marina Fuhrmann. Von Natur aus erlaubt uns diese, dass wir uns spiralförmig von der linken Beckenseite bis in die rechte Schulter aufdrehen können. Und umgekehrt, von rechts unten nach links oben. Und weiter zur Seite und etwas nach hinten. Viele von uns aber machen diesen Twist gar nicht mehr regelmäßig, wir verzichten auf Bewegungsspielraum: Wir sitzen, statisch geradeaus blickend, im Auto, vorm Computer oder sonst wo, und der Oberkörper sinkt dabei tendenziell nach vorn ein, weil sich zudem die Brustmuskulatur verkürzt – sie wird schließlich auch nicht mehr richtig genutzt. Ständiges Tippen auf dem Handy mit gesenktem Kopf belastet zusätzlich die Schultern und betont die Tendenz zum Rundrücken noch mehr.

Vielleicht kennen Sie das: Jemand wird von hinten gerufen und will sich umdrehen. Statt aber den eingebauten Schraubmechanismus der Wirbelsäule zu nutzen, setzt er sich auf seinem Stuhl herum, in einer Bewegung vom Gesäß bis zum Kopf, als wäre die Wirbelsäule ein fester Stab und kein Gewinde. Darüber verlieren – unter anderem – die Schultergelenke mit der Zeit ihre Vitalität. Die Sehnen der Schultern verkürzen sich und von dort die der Ellenbogen; sie verlieren an Aktionsradius, und das Gelenk wird anfälliger für Verletzungen bei eigentlich normalen Belastungen.

»Drehübungen beim Yoga, Feldenkrais oder etwa Qi Gong können dem vorbeugen oder auch helfen, Beweglichkeit und Kraft zurückzugewinnen«, sagt Marina Fuhrmann. »Dabei ist es wichtig, ein Gespür für den eigenen Körper zu entwickeln, selbst wenn auf der Yogamatte nebenan ein Gummimensch zu üben scheint.« Also nicht perfekt sein zu wollen, sondern auf den eigenen Körper zu hören und wahrzunehmen, wie viel Drehung und Dehnung er gerade jetzt, in diesem Moment, zulässt und braucht. Mit der Zeit kann dann die Flexibilität wieder deutlich zunehmen. Und nicht nur auf körperlicher Ebene. »Wer immer an seiner Beweglichkeit und dem Erhalt seiner Muskulatur gearbeitet hat«, so die Osteopathin, »hat später weniger Gelenkbeschwerden.« Außerdem blieben kognitive Fähigkeiten häufig besser erhalten, wie Studien gezeigt hätten. Auch Demenzerkrankungen treten seltener auf. Was als Hinweis darauf verstanden werden kann, wie sehr Körper, Seele und Geist miteinander verbunden sind: Körperliche Gelenkigkeit begünstigt emotionale Flexibilität und mentale Beweglichkeit. Wer mobil ist, muss sich nicht auf einen starren Standpunkt versteifen. Oder die Ellenbogen ausfahren, wenn etwas nicht zu seiner Denkweise passt.

FINGERNÄGEL – NACHWACHSENDE VISITENKARTEN

Es ist nicht das Krachen von Blech, das Lee Redmond am meisten in Erinnerung geblieben ist. Da war vor allem dieses trockene Knacken, mit dem ihre Nägel splitterten und brachen. Dreißig Jahre ohne Nagelschere, ein Eintrag ins *Guinnessbuch der Rekorde* – in wenigen Sekunden machte ein Autounfall im Februar 2009 zunichte, was für die Frau aus Salt Lake City in den USA ihre Identität darstellte: Sie war der Mensch mit den längsten Fingernägeln der Welt an zwei Händen, gezüchtet auf insgesamt 7,51 Meter. Allein der linke Daumennagel stak 80 Zentimeter weit ab.

Fasziniert und irritiert betrachtet man heute die Fotos, auf denen sie die spinnenbeinartigen Verlängerungen an ihren Fingern präsentiert, elegant maniküt und golden lackiert, durch Nagelhärter stabilisiert und ähnlich lang und wellenlos wie ihr weißes Haar. Beim Gehen musste sie die Hände anheben, damit sie mit den Nägeln nicht den Boden berührte – man denkt unwillkürlich an das schrille Geräusch von Kreide auf einer Tafel.»Sehr vorsichtig« konnte sie ihren Alltag damit bewältigen, Autofahren, die Hausarbeit erledigen, ihren kranken Mann pflegen und ihrem Enkel die Haare schneiden. Und sie litt nicht an neurologischen Schäden wie der rund achtzig Jahre alte Inder Shridhar Chillal, der bis heute den Rekord hält für die längsten Fingernägel der Welt an einer Hand. Das immense Gewicht des wirbelförmigen Gekräusels an seinen linken Fingern hat die Nerven der linken Hand geschädigt, der einstige Fotograf kann sie nicht mehr benutzen. Auf seinem linken Ohr ist er inzwischen taub. Seine Nägel kappt er dennoch nicht. Ein Museum soll sie einmal erben und herzeigen. Als kurioses Vermächtnis. Und Nachahmungswilligen zur Mahnung.

Denn die Nägel an Fingern und Zehen sind nicht dafür gedacht, ins Uferlose zu wachsen und mehr Last als Nutzen zu sein. Jahrtausende lang nutzten sie sich von selbst ab und blieben kurz, weil die Menschen barfuß liefen und mit ihren Händen hart arbeiteten. Ganz abschaffen wollte die Evolution sie aber auch nicht. Sie schrumpfte nur die Krallen, mit denen sich unsere Vorfahren in Bäumen bewegten und an Ästen festklammerten, ehe sie schließlich das Leben auf der Erde in ihre Hände nahmen. Bis heute schützen die kleinen Platten unsere empfindsamen Fingerenden. In die sogenannten Fingerbeeren auf der Unterseite münden feinste Äderchen zur Blutversorgung und jeweils rund 700 Rezeptoren. Damit erkunden, befühlen, bedrücken oder liebkosen wir unsere Umgebung: Die Sensoren melden dem Gehirn, mit welcher Intensität wir dies tun, wie stark der jeweilige Druck beschleunigt und mit welcher Geschwindigkeit er ausgeübt wird – wofür vor allem die »Meissner-Tastkörperchen« in der äußersten Hautschicht der Fingerkuppen zuständig sind. Daraus ergibt sich ein filigranes Zusammenspiel, das uns ohne Nachzudenken erlaubt, den Reifegrad einer Avocado zu erspüren, unser Baby sanft zu streicheln, das Schraubglas mit Apfelmus kraftvoll aufzudrehen, das Blatt Papier beim Ergreifen nicht zu verknittern und den wabbligen Coffee-to-go-Pappbecher nicht so fest zu halten, dass die Latte oben rausquillt – weil zugleich die Nägel an der Oberseite der Fingerspitzen als Widerpart der Fingerbeeren dienen. Ohne ihren Gegendruck wäre unser Alltag sehr mühsam, und das von Geburt an: Bei Neugeborenen ist der Tastsinn der am weitesten ausgeprägte, damit be*greift* der Mensch buchstäblich seine Umwelt.

»Würden uns die Nägel fehlen, wäre der Tastsinn deutlich eingeschränkt«, sagt der Münchner Dermatologe Christoph Liebich. »Dann wären die Finger fleischige Gliedmaße, die beim Zupacken und Anfassen einfach nur selbst komprimiert würden.« Mal abgesehen davon, dass Musiker ohne Nägel keine Gitarrensaiten zupfen und wir alle uns, ganz profan, nicht kratzen könnten.

Mit dieser wichtigen Aufgabe der Nägel als Werkzeug, Schutzkappe und Druckmesser betraut der Körper totes Material – Keratin, aus dem auch unsere Haare bestehen. Im Nagelbett, wo der Nagel aufliegt, opfern sich für diesen Job Hautzellen. Sie geben ihren Zellkern und damit ihr Leben als Hautzelle auf, um Teil einer Hornplatte zu werden. 150 davon ergeben, übereinander geschichtet wie Dachziegel, einen Nagel. Bei einem

Neugeborenen sind diese Nagelplatten noch ganz zart und 0,05 Millimeter »dick«, bei einem Erwachsenen rund 0,75 Millimeter. Sie wachsen ein Leben lang, im Schnitt rund einen Millimeter in der Woche, indem sie kontinuierlich aus der Nagelwurzel am Beginn des Nagelbetts nachgeschoben werden. Hautarzt Liebich spricht daher auch nicht von Tod: »Das sind zwar Zellhüllen, in etwa so wie Stroh, aber hier geschieht doch unaufhörlich Regeneration!« Mit Sonnenlicht geht's sogar noch besser: Im Sommer, wenn die Haut viel Vitamin D abbekommt, wachsen sie rascher als im Winter. »Am schnellsten wächst der Nagel des Mittelfingers«, so Liebich, die Gründe dafür seien nicht bekannt.

Wie volles, glänzendes Haar gelten auch schön gewachsene Nägel – kräftig, rosig und mit leichtem Schimmer – als Ausdruck von Vitalität und Gesundheit. Als Visitenkarte des Körpers vermitteln sie nonverbal: Ich bin attraktiv, ich bin (noch) jung, ich kann Nägel mit Köpfen machen. Damit Nägel ebenmäßig und stark sprießen können, müssen sie aber auch gesund sein. Einer ihrer häufigsten äußeren Feinde ist der Nagelpilz. Als Faden-, Schimmel- oder Hefepilz wird er von Mensch zu Mensch übertragen, er lauert etwa im Schwimmbad oder bei der Gartenarbeit, verdickt die zuvor glatten Hornplatten zu holprigen Auswüchsen und verfärbt sie gelblich. Unbehandelt kann sich der Nagel vollständig ablösen und wächst, im ungünstigsten Fall, nicht wieder nach. Auch Schuppenflechte und Neurodermitis machen sich in den Nägeln bemerkbar, sie werden dadurch krümelig und brüchig, ebenso durch Kalziummangel.

Splissige Nägel gehören oft zu körperlichen Nebenwirkungen in Berufen, in denen viel geputzt, gewaschen und gespült wird, wie etwa in der Gastronomie, oder auch nur im Haushalt. »Da helfen nur Baumwollhandschuhe mit Gummihandschuhen drüber«, sagt Liebich. Außerdem sollte man die Nägel mit

Mandel- oder Olivenöl pflegen und die Finger selbst regelmäßig eincremen. Ist die Haut der Hände gut versorgt, gelangt vom Talg an den Fingern immer auch etwas zu den Nägeln und fettet und schützt sie auf natürliche Weise. Rissige Hautstellen an den Nägeln hingegen werden zu Einfallstoren für Pilze und die selteneren Grünverfärbungen, die das Bakterium *Pseudomonas aeruginosa* verursacht.

Zu den äußeren Gegnern der Nagelgesundheit gehört leider auch der Nagellack, der seit Mitte des 20. Jahrhunderts eigentlich dazu dienen soll, mit leuchtenden, glänzenden Farben die Nägel ansehnlich und gepflegt erscheinen zu lassen – selbst wenn ihr Zustand in Wahrheit kümmerlich ist. »Unter der Lackschicht kann Feuchtigkeit nicht abdampfen«, so Liebich, »es kommt zu einem Stau, es wird warm, und in diesem Milieu gedeihen Pilze erst recht und ernähren sich vom Nagel.« Wer dann keine Tabletten dagegen einnehmen will, kann sich mit einem Laser therapieren lassen. Die Substanzen der Nagellacke können indes vom Nagel in die Haut und damit in den Körper gelangen und Allergien auslösen. Verwendet man dann noch Nagellackentferner mit Aceton, trocknen die Nägel zusätzlich aus und können umso schneller brüchig werden. Aber selbst für dieses Problem des Außenpostens unseres Körpers bietet die Kosmetikindustrie scheinbar perfekte Lösungen an: künstliche Nägel, ebenmäßig, mit kräftigem weißem Rand. Man darf hinterher nur nicht zu wild mit seinen Händen hantieren, denn bricht einer ab, gilt das meist auch fürs Original darunter. Zudem muss der echte Nagel heruntergeschliffen werden, damit der schönere Ersatz aus Acryl hält. Gefällt er irgendwann nicht mehr, entfernt man ihn mit Aceton, was den Naturnagel darunter weiter austrocknet. Künstliche Gel-Nägel, die mit UV-Licht ausgehärtet werden, müssen hingegen oft abgefräst werden. Die Folge: Der eigene Nagel kann dabei schnell beschädigt werden, und auf die allgemeine Dauerbelastung reagiert er mit noch mehr Brüchigkeit. »Wird der Nagel zu dünn, kann er seine Schutzfunktion nicht mehr übernehmen«, warnt Hautarzt Liebich.

Wer sich schon einmal einen Finger in einer zufallenden Tür oder einer Schublade geklemmt hat, kennt den Bluterguss, der sich danach oft unter dem Nagel bildet. Fällt der Nagel dann auch aus, wächst er oft unschön nach. Viele Jugendliche, aber auch 10 Prozent aller Erwachsenen dezimieren ihre Nägel aber auch selbst, indem sie daran herumknabbern. »Die Ursache ist oft eine psychische Belastung, mit der diese Menschen nicht anders klarkommen«, so der Mediziner. Dauerhaftes Nagelkauen erweicht jedoch das Nagelbett, Verletzungen können zu Entzündungen führen, am Ende bleibt dem Nagel nichts anderes, als verschrumpelt oder gespalten hervorzukommen.

Übertriebene Pflege kann die Nägel ebenfalls verletzen und nicht nur Infektionen begünstigen, wenn die schützenden Häutchen am Nagelbett zu robust zurückgeschoben und dabei verletzt werden. Häufig entstehen so auch Lufteinschlüsse im nachwachsenden Nagel, die sich als weiße Flecken zeigen. »Das ist unbedenklich«, so Liebich, »es gehört zu den Mythen über Nägel, dass ein Magnesiummangel die Ursache ist.« Ebenfalls kein Grund zur Beunruhigung sind Längsstreifen im Nagel, wie sie viele Menschen an sich beobachten. »Das ist eine Alterserscheinung«, der Nagel bekommt sozusagen Falten. Die gute Nachricht: »Feilt man die Oberfläche der Nägel ganz vorsichtig«, so Liebich, »lässt sich der Eindruck optisch verbessern, zusätzlich hilft es, über drei Monate Biotin einzunehmen.« Anstelle von Präparaten mit Vitamin B_7 (auch »Vitamin H«) kann man auch regelmäßig Hirse essen, die viel davon enthält, außerdem Kieselsäure, die ebenfalls die Nägel stärkt. Färbt sich hingegen die untere Hälfte des Nagels dauerhaft weiß, kann dies auf eine gestörte Nierenfunktion hindeuten. Vollständig weiße trübe »Milchglasnägel« können ein Hinweis auf Diabetes (Zuckerkrankheit) sein, eine Arsenvergiftung macht sich manchmal über gelb-weißliche Querrillen (»Mees-Streifen«) bemerkbar. Bei einer Herzinsuffizienz können sich die Nägel wegen Sauerstoffmangels blau verfärben. Dieser führt manchmal auch dazu, dass sich die Nägel rundlich wölben (»Uhrglasnägel«).

Die Nägel als »Hautanhangsgebilde« in der Peripherie unseres Körpers können also viel darüber aussagen, wie es in seinem Inneren aussieht. Sie sind weit mehr als eine Randnotiz: Aus ihrer Beschaffenheit, Farbe und Form Rückschlüsse auf den Allgemeinzustand ihres Besitzers zu ziehen, war noch bis vor wenigen Jahrzehnten ein wesentlicher Bestandteil der Diagnostik in der westlichen Medizin. Nagellack, moderne Messmethoden wie Ultraschall, Computertomografie und Blutwerte aus dem Labor sowie Zeitmangel der Ärzte haben die Nagelschau aber inzwischen verdrängt. »In meiner klinischen Ausbildung in den 1990er-Jahren hatten wir noch Professoren vom alten Schlag, die hervorragende Diagnostiker waren und unter anderem die Nägel genau betrachteten«, sagt Christian Kessler, Oberarzt in der Abteilung Naturheilkunde am Immanuel Krankenhaus in Berlin. »Die Nageldiagnose hat eine lange Tradition in der europäischen Heilkunst, spielt heute aber leider kaum eine Rolle mehr im klinischen Alltag.« Das gilt nicht nur für die Schulmedizin, selbst der Zentralverband der Ärzte für Naturheilverfahren und Regulationsmedizin (ZAEN) teilt auf Anfrage mit, dass kein Mitglied bekannt sei, das sich mit Nagelschau befasse. »Wir haben längst ein reduktionistisches Verständnis und brechen alles auf die kleinste Ebene herunter, bis hinunter in die Gene«, so Kessler, der ganzheitliche Blick auf den Menschen gehe dabei oft verloren.

Der Mediziner ist selbst zusätzlich in Ayurveda ausgebildet und therapiert damit auch. Die seit Jahrtausenden überlieferte indische Heilkunde nutzt bis heute die Nägel als einen Hinweis unter vielen auf die Konstitution eines Patienten und mögliche krankhafte Veränderungen. »Im Ayurveda unterscheidet man die Funktionsprinzipien Vata, Pitta und Kapha«, erklärt Kessler. Damit werden der bewegliche und eher nervöse, der dynamische und eher hitzige sowie der stabile, zuweilen phlegmatische Typ beschrieben, wobei fast immer Mischformen vorkommen. Vata-dominierte Menschen haben von Natur aus eher dünne, trockene und brüchige Nägel. Herrscht Pitta vor, sind sie eher elastisch, rosig und warm. Überwiegt Kapha, zeigen sie sich dick, groß, glatt und fest. »Werden die ursprünglich weichen Nägel eines Pitta-dominierten Mensch plötzlich dünn, trocken oder rissig«, so Kessler, »leidet sein Organismus vermutlich unter zu viel Vata-Aktivität.« Stress, schlechte Ernährung und ein unregelmäßiger Lebensstil mit zu wenig Schlaf können häufig zu einem Vata-Ungleichgewicht führen und eben auch Spuren in den Nägeln hinterlassen.

Ständige innere Anspannung durch zu viel Stress kann auch im Verständnis der Traditionellen Chinesischen Medizin (TCM) die Nägel in Mitleidenschaft ziehen: »Zirkulieren zu viele Stresshormone im Körper, führt das häufig zu kalten Händen und Füßen, die Gefäße werden eng gestellt, das Blut kommt nicht mehr in den Fingerspitzen an, und auch die Nägel werden, quasi als letzte Wiese am Hang, nicht mehr ausreichend mit Sauerstoff und Nährstoffen versorgt«, schildert Gesa Meyer-Hamme einen Prozess, der in der ebenfalls jahrtausendealten Heilkunst als »Leber-Qi-Stau« bezeichnet wird. Die Ärztin arbeitet am

Zentrum für Traditionelle Chinesische Medizin des Universitätsklinikums Hamburg-Eppendorf und betrachtet neben Stimme, Gang und Haltung eines Patienten immer auch die Nägel als Ausdruck seines inneren Zustands. Diese werden in der TCM dem energetischen Funktionskreis der Leber zugeordnet, der auch Muskeln und Sehnen versorgt. »In der TCM sagt man, die Leber macht den Qi-Fluss weich«, so Meyer-Hamme, also den Fluss der Energie im Körper. Verspannte Muskeln und verkürzte Sehnen machen letztlich auf eine Störung im Funktionskreis der Leber aufmerksam, ebenso Nägel, die, weil nicht so gut »im Saft«, anfällig sind für Pilzerkrankungen.

Die Leber, die permanent Nährstoffe aus dem Blut filtert, gilt in der bildhaften chinesischen Sprache als »Meer des Blutes«. Meyer-Hamme erläutert: »Trockene, spröde Nägel können daher auch ein Hinweis auf Eisen- und/oder Blutmangel und generelle Mangelerscheinungen sein, weil der Körper nicht mehr so gut mit Nährstoffen versorgt wird.« Fehlt etwa Zink, entstünden manchmal »Querdellen«. Von einem damit verbundenen »Leber-Blut- oder Leber-Yin-Mangel« sind vor allem Vegetarier und Veganer schneller betroffen, die nicht auf genügend Eisen und Vitamin B_{12} in ihrer Ernährung achten (etwa durch Hülsenfrüchte). Therapeutisch kann es helfen, seine Ressourcen allmählich wieder aufzubauen und die verbliebenen zu schonen, indem man sich ausgewogen ernährt, nachts ausreichend schläft und etwa mittags nach dem Essen ein Nickerchen macht – das liebt die Leber, weil sie dann die Energie aus der Nahrung in Ruhe im Körper verteilen kann.

Von jeher werden starke Nägel in der TCM auch mit Wehrhaftigkeit verbunden, was daran erinnert, dass der Mensch einmal Krallen hatte, um anzugreifen oder sich zu verteidigen.

Der Struwwelpeter, der wohl bekannteste Deutsche, der seine Nägel ein Jahr lang nicht stutzen lassen wollte, brachte seine Abwehrkraft noch kindlich-trotzig zum Ausdruck. Lee Redmond, die einstige Nagelrekordhalterin, fühlte sich von ihren langen Keratin-Fortsätzen hingegen regelrecht »beschützt«. Nachts schlief sie mit den Nägeln auf der Bettdecke wie in einem selbst geschaffenen Käfig. Offenbar braucht die Mittsiebzigerin diese Abschirmung inzwischen nicht mehr. Nach ihrem Unfall hat sie die Nägel zwar wieder wachsen lassen, strebt aber keinen Rekord mehr an. Nicht nur aus Altersgründen. Schließlich sei jetzt alles einfacher. Ihre Hände fühlten sich an, als könnten sie fliegen.

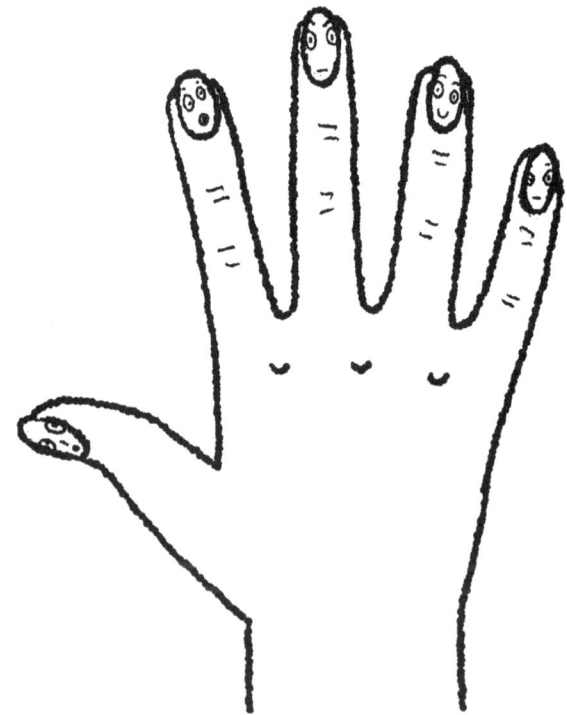

KNIESCHEIBE – AUF ABSTAND

Haben Sie schon mal darüber nachgedacht, was an Ihrem Körper Sie individuell auszeichnet? Wenn ja, dann sind Sie vermutlich auf die Form des Gesichts, die Stimme, den Duft oder den Fingerabdruck gekommen. Die Kniescheibe hingegen hatten Sie sicher nicht im Sinn. Dabei gehört sie zu einem der individuellsten Körperteile, die der Mensch besitzt. Manch ein Knie-Experte geht sogar so weit zu sagen, jede Kniescheibe sei in ihrer Form ein kleines bisschen anders und damit einzigartig.

In welcher Form und Größe sie dann schließlich unter den Shorts oder der durchsichtigen Strumpfhose hervorscheint, liegt sowohl an erblichen Faktoren als auch an der unterschiedlichen Belastung des Knies, an der Statur des dazugehörigen Körpers und den Aktivitäten, die dem Besitzer dieser Kniescheibe im Lauf des Lebens so abverlangt werden.

Im Idealfall hat die Natur in ihrem Bauplan vorgesehen, dass der Knochen, der die Kniescheibe ausmacht, im Querschnitt die Form eines gleichschenkligen flachen Dreiecks hat und mittig vor dem Kniegelenk sitzt. Er ist rund fünf Zentimeter lang und misst an der breitesten Stelle vier bis fünf Zentimeter – abhängig von der Größe des Menschen. In der Regel ist die Kniescheibe beim Erwachsenen 23 bis 25 Millimeter dick. Die Patella, wie Mediziner die Kniescheibe bezeichnen, ist nach vorn leicht gewölbt und hinten sowohl innen als außen leicht ausgehöhlt, um sich dem gelenkbildenden Anteil des Oberschenkelknochens anzupassen.

Wie viele Menschen mit dieser Idealform der Kniescheibe tatsächlich durch die Welt laufen, weiß niemand. Selbst Orthopäden können beim Blick von außen auf das Knie die eigentliche Form und Dicke der Kniescheibe nicht vorhersagen; zu sehr wird die äußerliche Wahrnehmung des Knies durch Fettpolster, Muskeln, Haut und Sehnen beeinflusst.

Wer nun neugierig auf die Form seiner eigenen Kniescheibe ist und nicht allzu kräftige Beine hat, kann den flachen Knochen eigentlich gut ertasten. Wer das Knie dabei streckt und beugt, kann geradezu fühlen, wie sie über das Kniegelenk gleitet. Denn die Natur hat dem Menschen natürlich keine Kniescheibe gegeben, damit er mit besonders hübschen Beinen prahlen oder seiner Individualität Ausdruck verleihen kann. Der Mensch hat die Kniescheibe, damit das Bein möglichst leicht, mit wenig Kraftaufwand gestreckt und gebeugt werden kann. Die Devise lautet also eher Physik statt Physis.

Die Kniescheibe ist eingebettet in die Strecksehne des stärksten Oberschenkelmuskels, des *Musculus quadriceps femoris*. Am unteren Ende der Kniescheibe setzt die Patellasehne an, sie verbindet die Kniescheibe mit dem Schienbein. Durch diese Lage wirkt die Kniescheibe wie ein Hebel, sie verlängert die Streckersehne des Oberschenkelmuskels und vereinfacht ihm so beachtlich die Arbeit. Diese Sehne ist nämlich dafür da, dass die Kraft des Oberschenkels, die aufgebracht werden muss, um den Unterschenkel zu heben, auch tatsächlich am Unterschenkel ankommt.

Der Abstandhalter Kniescheibe sorgt dafür, dass beim Bewegen des Knies deutlich weniger Energie verbraucht wird – bis zu 40 Prozent. Physiker nennen das Hebelgesetz. Je länger die Hebelseite und damit der Abstand vom Rotationszentrum des Kniegelenks, umso weniger Kraft braucht man, um die Lastenseite zu bewegen. Die Natur hat dieses Gesetz clever angewendet, besonders mit Blick auf die menschliche Evolution. Keine Frage, auch für den modernen Büromenschen ist es ein großer Vorteil, wenn er nicht bei jedem Treppensteigen gleich die Energie eines ganzen Mittagessens verbraucht, aber mit Blick auf die Fortentwicklung des Homo sapiens ist das Horten von Energie in Hunger- und Dürrezeiten noch viel wichtiger gewesen.

Bei Knochen, die in eine Sehne eingelagert sind und als ein solcher Abstandshalter dienen, sprechen Mediziner von Sesambeinen. Die Kniescheibe ist das größte all der Sesambeine im Körper, andere findet man vor allem im Hand- und Fußgelenk. Die Anzahl der Sesambeine im Körper kann von Mensch zu Mensch variieren. Frauen haben im Schnitt ein paar mehr dieser Sehnenknochen als Männer. Warum, weiß man nicht genau.

Eine Kniescheibe hat aber eigentlich jeder Mensch, auch wenn sie bei der Geburt noch nicht richtig ausgeprägt ist. Statt mit einem fertigen Knochen kommen wir nur mit einer knorpeligen Anlage für die Kniescheibe zur Welt, die auf einer Röntgenaufnahme gar nicht zu sehen wäre. Innerhalb der ersten drei Lebensjahre fängt dieser Knorpel an zu verknöchern, bis er deutlich unter der Haut zu spüren ist.

»Aber man kann natürlich auch ohne Kniescheibe leben«, sagt Professor Karl-Dieter Heller, Chefarzt der Orthopädischen Klinik und Leiter des EndoProthetikZentrums am Herzogin Elisabeth Hospital in Braunschweig. Er kennt einige Patienten, die aufgrund eines Unfalls oder einer Erkrankung ohne Kniescheibe durch das Leben schreiten – je früher der Körper sich daran gewöhnen muss, umso besser kommt er damit klar. »Doch die meisten Patienten ohne Kniescheibe können das Bein nicht ganz strecken.« Ihnen fehle im wahrsten Sinne des Wortes die letzte Kraft, um das Bein zu heben.

Doch viel häufiger als Menschen ganz ohne Kniescheibe sitzen bei Heller in der Klinik junge Leute mit Schmerzen an dieser Stelle. »Eine spezielle Patientenklientel«, sagt der Orthopäde. Denn Probleme mit dem Knie, das ist nicht nur eine Alterserscheinung, sondern auch ein typisches Leid in jungen Jahren. Das kann etwas mit dem Wachsen zu tun haben oder mit einer Überlastung der Patellasehne, sehr oft aber muss Heller seinen jungen Patienten sagen: »Wir finden keine Ursache. Wir müssen einfach warten. Und meist gehen die Schmerzen irgendwann weg.«

Obwohl Heller schon lange im Beruf ist, empfindet er dieses Schmerzsyndrom an der Patella »irgendwie als mystisch«. Es gebe in der Medizin nicht mehr viele Dinge, die sehr häufig auftreten, dann wieder verschwinden und die man nicht mit der üblichen Genauigkeit erklären kann. Bei der Patella sei das aber so; die von ihr ausgehenden Beschwerden seien gerade bei jungen Menschen schwer fassbar für die Mediziner.

Mit dieser Eigenschaft verlangt die Kniescheibe Heller und seinen Kollegen, aber auch den Patienten und dem heutigen Gesundheitssystem einiges ab – und zwar etwas, das kaum noch einer kann und inzwischen fast völlig vergessen ist: Mal keine Diagnostik vornehmen, keinen ziellosen Eingriff durchführen, sondern einfach abwarten. Das verlangt Zutrauen und Geduld von Patient und Arzt – und Kliniken verdienen mit diesem Vorgehen kein Geld. »Aber es ist das Beste, was man bei einer solchen Symptomatik tun kann«, sagt Heller.

Anders sieht das bei älteren Menschen aus, da kennt man den Grund für Beschwerden an der Kniescheibe meist schnell: Verschleiß. Erste Anzeichen für eine Arthrose spüren Patienten oft beim Treppensteigen oder Bergablaufen. Dann schmerzt es plötzlich im Knie, manchmal knirscht es sogar leicht. Die Ursache: Der Knorpel, der die Rückseite der Patella und die Gleitrinne bedeckt, ist abgetragen. Im schlimmsten Fall berühren sich Kniescheibe und Oberschenkelknochen bei jeder Bewegung. Dieses Krankheitsbild kann konservativ mit Physiotherapie, Schmerzmitteln oder Medikamenten behandelt werden, manchmal muss aber auch der Chirurg ran und eine Prothese eingesetzt werden.

Professor Heller ist Spezialist in Sachen Gelenkersatz, auch am Knie. Eine Sache findet er bei diesen Eingriffen besonders faszinierend. »Die Kniescheibe wird mit Sauerstoff und Nährstoffen durch vier Gefäße versorgt, die im Streckapparat sitzen, jeweils zwei innen und zwei außen. Muss man bei komplexen Knieeingriffen alle vier Gefäße durchtrennen, müsste die Patella mit der Zeit eigentlich absterben. Das tut sie aber in den allermeisten dieser Fälle nicht«, sagt Heller, »eine Überlebenskünstlerin.«

Kein großes Rätsel mehr für die Ärzte ist ein weiteres Zipperlein, mit dem die Kniescheibe ihren Besitzer ärgern kann, nämlich der sogenannten Luxation: wenn sie beim Sport, bei Belastung oder auch einfach so aus dem Gelenk springt. »In diesem Fall ist eine gründliche Diagnostik Pflicht«, sagt Heller. Man müsse genau schauen, woran das liegt: Bein- oder Kniescheibenform, Bandzüge, Muskelansätze.

Die Kniescheibe springt immer nach außen heraus. Deshalb dachten sich die Doktoren früher: »Wir trennen einfach die Außenbänder durch, dann zieht sie nichts mehr in die Richtung, und sie springt nicht mehr raus«, sagt Orthopäde Heller. Von dieser zerstörerischen Praxis ist man inzwischen aber abgekommen und arbeitet am Knie eher rekonstruierend. Die Mediziner wissen mehr zu schätzen, dass die Natur sich selbst beim Bauplan eines flachen Knochens einiges gedacht hat.

In der Traditionellen Chinesischen Medizin (TCM) geht man noch aus anderen Gründen davon aus. Aus ihrer Sicht ist die Kniescheibe wie ein flacher Hügel, der von sechs Straßen beziehungsweise energetischen Leitbahnen passiert wird: Direkt an den Kanten verlaufen der Magenmeridian (außen) und der Milzmeridian (innen). Die Kniekehlen durchziehen Nieren- und Blasenmeridian. Seitlich an den Beinen ziehen innen der Leber- und außen der Gallenblasenmeridian ihre Bahnen. Alle sechs verbinden den Oberkörper mit den Füßen. Kommt es hier zu Staus, macht sich das in Schmerzen, Arthrose oder Arthritis bemerkbar. »Vor allem Akupunktur kann dann hilfreich sein«, sagt Gesa Meyer-Hamme, Ärztin am Zentrum für TCM des Universitätsklinikums Hamburg-Eppendorf. Sie berichtet von älteren Patienten, die am Knie operiert werden sollten und durch das »Genadelt-Werden« drum herum kamen. Weil Akupunktur bei Schmerzen allgemein, aber gerade auch bei Arthrose und Arthritis im Knie häufig erfolgreich ist, übernehmen sogar Krankenkassen seit einigen Jahren die Kosten für die Behandlung.

Vielleicht liegt in den energetischen Stauungen ja auch die Antwort auf das Mysterium Knieschmerzen vor allem bei jungen Patienten. »Gerade in der Pubertät und in den Wachstumsphasen wird die ›Mitte‹ sehr beansprucht«, erklärt die Medizinerin, »das wird dann über den Magen- und Milzmeridian behandelt.« Noch nicht im Leistungskatalog: die recht unbekannte TCM-Massage »Tuina«, die Muskeln rund ums Knie lockert und Stockungen in den Meridianverläufen in Fluss bringt, sodass Schmerzen ebenfalls abklingen, wie Gesa Meyer-Hamme bestätigt.

Die TCM denkt in Zusammenhängen: Nichts im Körper ist isoliert, alles wird über das Wegenetz der Meridiane mit Energie versorgt und steht darüber miteinander in Beziehung. Deshalb ist es möglich, ein entzündetes, dickes Knie, das für Akupunktur zu empfindlich ist, über den Ellenbogen zu behandeln. »Dies funktioniert, weil das Paar aus Magen- und Milzmeridian mit dem von Lunge- und Dickdarmmeridian, die beide am Ellenbogen entlanglaufen, verbunden ist«, erklärt Gesa Meyer-Hamme,»sie bilden einen energetischen Kreislauf.« Und: So wie das Knie die Mitte des Beins ist, nimmt der Ellenbogen die Mitte des Arms ein. Klingt simpel, ist aber tatsächlich so einfach.

Und nun stellen Sie sich vor, Ihr Knie macht immer mal Probleme, Sie haben eine chronische Nasennebenhöhlenentzündung und neigen zu Sodbrennen. Vermutlich suchen Sie deshalb einen Orthopäden, einen Hals-Nasen-Ohren-Arzt und einen Gastroenterologen auf. Hoffentlich können Ihnen alle drei helfen.»Käme jemand mit solchen Beschwerden zu uns, die scheinbar nichts miteinander zu tun haben, wüssten wir aber sofort, dass wir die Magen-Leitbahn behandeln müssen«, so Gesa Meyer-Hamme. Dieser Meridian heißt zwar wie der Magen, steht aber für den gesamten Funktionskreis, der über das eigentliche Organ hinausgeht und den er versorgt. Auf emotionaler Ebene werden ihm übermäßige Sorgen und Grübeln zugeschrieben – was sich etwa in Appetitverlust äußern kann. Und auf körperlicher Ebene gehören dazu eben auch die Nebenhöhlen und die Knie.

Vor so viel Körperintelligenz kann man eigentlich nur auf die Knie gehen.

In unserer modernen Zeit geht es oft mehr um Oberflächliches, und da wären wir dann wieder beim Thema Schönheit: Je weiter die Kniescheibe von der Form des gleichschenkligen Dreiecks entfernt ist, desto eher bereitet sie ihrem Besitzer Ärger und Schmerzen. Was also kann man der Patella Gutes tun, gerade wenn sie vielleicht nicht die optimale Form hat? »Die

Kniescheibe ist dafür gebaut, dass man darauf knien kann, dass man das Knie beugt und dass man Sport macht, man muss ihr nur gute Rahmenbedingungen schaffen«, sagt Karl-Dieter Heller. Was er damit meint: Der Durchschnittseuropäer sitzt zu viel – im Büro, im Auto, auf dem Sessel, im Restaurant. Dadurch verkürzen sich die Muskeln im Oberschenkel, und das wiederum behindert die Kniescheibe bei ihrer reibungslosen Arbeit, da sich bei Belastung ihr Anpressdruck im Oberschenkelgleitlager erhöht. Das Gegenmittel: dehnen.

Und weil es eben um Schönheit geht, interessieren sich nicht mehr nur die Orthopäden und Sportmediziner für die Kniescheibe, sondern auch die Beautybranche hat ein Auge auf sie geworfen. Sie hat schon länger entdeckt, dass dieser dreieckige Knochen in seiner Unterschiedlichkeit großen Einfluss darauf haben kann, ob gerade Frauenbeine als schön oder eher als reizlos wahrgenommen werden – und an der Unzufriedenheit so mancher Dame verdient der Schönheitschirurg sein Geld. Fettabsaugen am Knie, Kniestraffung oder »Coolsculpting« hat er im Angebot. Und so wird »knubbeligen« Knien der Kampf angesagt, selbst wenn diese gar keine Probleme machen. Laut der Deutschen Gesellschaft für Ästhetisch-Plastische Chirurgie führen rund 65 Prozent der Ärzte dieser Gesellschaft regelmäßig Behandlungen am Knie durch. Dabei geht es vor allem um Straffungen oder Auspolsterungen der Haut. Insgesamt sei das Thema Verschönerung am Knie in Deutschland aber kein Trend mit steigender Nachfrage. Die deutschen Frauen leben dann doch wohl ganz gut mit der individuellen Knieform, die die Natur nun mal für sie ausgesucht hat.

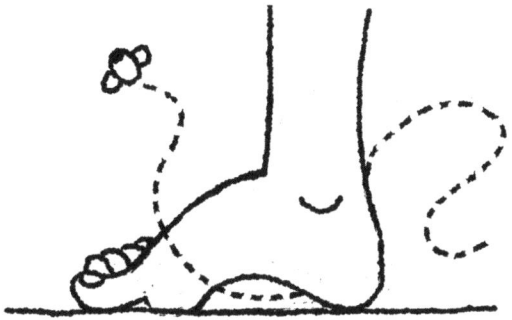

FUSSGEWÖLBE –
ÜBER DIESE BRÜCKEN SOLLEN WIR GEHEN

Vermutlich erinnern Sie sich nicht mehr daran. Wie Sie sich beim Krabbeln irgendwann an einem Stuhlbein hochgezogen und aufgerichtet haben. An den ersten unsicheren Schritt, vielleicht an Mamas oder Papas Hand. Dann der erste, allein zurückgelegte Weg. Wie entzückt alle waren. Im Alter zwischen zehn Monaten und eineinhalb Jahren war's dann geschafft: Sie konnten laufen. Was für eine andere Perspektive: aufrechter Gang! Die Welt selbst erkunden! Autonomie! Und weiter ging's. Immer mehr Zähne kamen, jetzt klappte es auch mit dem knackigen Apfel. Sie lernten sprechen und mussten nicht mehr schreien, um sich verständlich zu machen. Dabei war der Prozess am Körperende noch gar nicht abgeschlossen. Denn so perfekt der winzige Fuß auch aussieht, so unfertig ist er auch noch. Die ersten Schritte wirken so süß tapsig, weil kleine Kinder den ganzen Fuß noch flach aufsetzen. Und dabei manchmal ein bisschen nach innen einknicken. Ein Knick-Senkfuß, ganz normal.

Je häufiger Kinder dann herumrennen und sich dabei jedes Mal der Schwerkraft entgegenstemmen, umso stärker wird der

Fuß gekräftigt und innerlich geformt: Erst mit rund sechs Jahren, rechtzeitig zur Einschulung, ist das Fußgewölbe richtig ausgebildet. Der Fußabdruck wird in der Mitte schmaler und persönlicher. Und erst mit etwa zwölf bis fünfzehn Jahren, bei Mädchen früher und bei Jungs später, ist das Skelett in den Füßen vollends verknöchert, der Körper wächst nicht mehr in die Länge und der Fuß nicht mehr in immer neue Schuhgrößen. Bis zur Pubertät also, wenn junge Menschen beginnen, eigene Wege zu gehen, lässt sich das Leben Zeit, uns richtig auf die Füße zu stellen. Denn die sollen ein Leben lang halten, uns bis zum Ende tragen. Vielleicht liegt es daran, dass die Füße vom Kopf maximal weit entfernt sind, dass wir uns das nur selten bewusst machen. Wir sehen sie – und sehen sie doch nicht. Dabei erfüllen sie eine äußerst verantwortungsvolle Aufgabe als Fundament, das uns ebenso Standfestigkeit wie Beweglichkeit verleiht. Dazu haben sie eine ebenso fantastische wie, zugegeben, auch etwas komplizierte Architektur auf engstem Raum.

Richten wir also unseren Blick einmal nach ganz unten: Von außen sieht man nicht mehr als Haut, Knöchel, Fußrücken (und -sohle) und Zehen. Der Knöchel mit dem Sprunggelenk bildet das Scharnier, das die Knochen des Beins (vorn Schien-, hinten Wadenbein) mit dem rechtwinklig abstehenden Fuß verbindet. Jeder Fuß untergliedert sich in die drei Hauptabschnitte: Fußwurzel (Fersenbein mit dem »Fersenhöcker« ganz hinten, wo man sich in Wanderschuhen gern mal eine Blase läuft), Mittelfuß und Zehen. Und es wird noch komplexer, denn letztlich handelt es sich bei jedem Fuß um ein dreidimensionales, filigranes Puzzle: je Fuß 26 Knochen, 1 Sesambein (1 kleiner Knochen innerhalb einer Sehne), 33 Gelenke, 20 Muskeln und mehr als 100 Bänder. Beide Füße zusammen bieten ein Viertel der 215 Knochen unseres Körpers auf. Dazu gemacht, uns gehen, laufen, springen, klettern, balancieren, ums uns selbst drehen und tanzen zu lassen. So konstruiert, dass wir uns mit der Ferse beim Gehen abstoßen und beschleunigen und beim Aufkommen mit den Ballen und Zehen abrollen und abbremsen. Wer sich einmal einen Zeh verstaucht oder gebrochen hat, weiß, wie mühsam und schmerzhaft jeder Schritt in den nächsten Tagen und Wochen ist.

Damit Gehen reibungslos gelingt, hat uns die Evolution sogar eine Brücke gebaut, in jedem Fuß eine: das Fußgewölbe. Es besteht aus Bändern, Sehnen und Muskeln, die nicht nur all die Knochen an ihrem Platz halten. Wie ein gespannter Bogen leitet es unser Gewicht – ob im Sitzen, Gehen, Stehen oder beim Schleppen schwerer Kisten – vor allem auf drei Punkte und von dort in den Boden ab: 33 Prozent landen in der stabilen Ferse und dort im Fersenhöcker; 40 Prozent werden strahlenförmig nach vorn übertragen, in die Fußballen und damit zum Ende des ersten Mittelfußknochens (wo der große Fußzeh ansetzt) und zum Ende des fünften Mittelfußknochens (kurz vor dem kleinen Zeh). Den Rest tragen die Zehen und der Außenrand des Fußes.

Beim Joggen muss der Fuß das Dreifache des Körpergewichts abfedern können, bei der Landung nach einem Weitsprung bewältigt er eine Tonne. Um diese Aufgabe ideal erfüllen zu können, setzt sich das Fußgewölbe sogar aus zwei verschiedenen Teilen zusammen: einem Längsgewölbe, das eben wie zwei Seiten eines Dreiecks von hinten nach vorn außen und innen zieht, und einem Quergewölbe, das die beiden vorderen Schwerpunkte miteinander verbindet – zur dritten, kürzeren Dreiecksseite. Wobei, wenn Sie einmal genau hinsehen, das Längsgewölbe mehr auf der Innenseite des Fußes entsteht und nicht, wie bei einer Autobahnbrücke, gleichmäßig auf beiden Seiten. Zum Vergleich: Außen verläuft das Längsgewölbe vom Fersenbein über den nur drei bis fünf Millimeter vom Boden entfernten »Würfelbein«-Knochen nach vorn zur kleinen Zehe. An der Innenseite hingegen zieht sich das Längsgewölbe vom Fersenbein über das »Sprungbein« (als Teil des Sprunggelenks) und die drei »Keilbein«-Knochen bis vor zum Gelenk vor dem großen Zeh. In der Mitte dieser Strecke aber, wo die eigentliche Wölbung an der Fußinnenkante entsteht, schwebt das nur wenige Zentimeter große *Os naviculare*, das »Schiffbein«, fünfzehn bis zwanzig Millimeter über dem Boden. Ist aber kein Konstruktionsfehler, im Gegenteil: Das Innengewölbe bekommt durch unsere lotgerechte Aufrichtung mehr Spannung ab. Dank seiner stärkeren Ausprägung kann die Kraft, die vom Wadenbein im Unterschenkel auf das Sprungbein und damit den Fuß übertragen wird, abgeleitet werden. Zu viele anatomische Untiefen? So raffiniert gebaut sind unsere Füße!

Als höchstem Punkt im Fußgewölbe kommt dem kleinen Schiffbein sogar eine ähnliche Bedeutung zu wie dem Schlussstein in der Mitte der Kuppel eines Doms. Fällt der heraus oder verschiebt sich nach unten, droht das Längsgewölbe einzusinken oder ganz zu kollabieren – in den Knick-Senk- oder sogar Plattfuß, die beim Erwachsenen eigentlich nicht vorgesehen sind und gar nicht mehr »süß« wirken. Dazu kommt es, wenn jemand seine Ferse nicht gerade belastet, sondern beständig nach innen wegknickt, was den Unterschenkelmuskel *Tibialis posterior* und dessen Sehne konstant unter Zug setzt. Dadurch entzündet sich die Sehne leichter, das Außenband wird überdehnt, irgendwann kann die Sehne sogar reißen. Der Fuß kippt allmählich zur Seite, der Innenknöchel tritt dabei deutlicher hervor, das Längsgewölbe verliert seine Funktion. »Flacht sich das Längsgewölbe ab, entsteht außerdem mehr Zug auf der Sehnenplatte der Fußsohle, was ebenfalls zu Entzündungen und Knochenablagerungen führen kann«, erklärt Thomas Pfeifer, der gemeinsam mit seinem Bruder das Centrum für Orthopädie in Frankfurt am Main führt. Schmerzen im Sprunggelenk oder im Mittelfuß sind die Folge, auch ein Fersensporn kann sich unter dem Fersenbein bilden und bei jedem Schritt wie ein Dorn von unten in den Fuß stechen. Jogger tun sich mit ihrem Lieblingssport keinen Gefallen, wenn sie, als »Pronierer«, zum Knick nach innen neigen, oder aber, als »Supinierer«, nach außen – und dazu die falschen Schuhe tragen. Zwar gebe es inzwischen entsprechende Modelle, »je nach Verlagerung ist die Sohle auf der betreffenden Seite dunkler und zeigt eine härtere, den Fuß stützende Gummimischung an«, aber anfangs hätten die Kunden gekauft, was schön ist und nicht, was wirklich zu ihren Füßen passt. Die kamen dann mit Schmerzen in die Praxis.

»Grundsätzlich können in solchen Fällen Einlagen helfen, weil sie den Fuß stabilisieren«, sagt Pfeifer. Sind die Beschwerden zu groß, lassen sich Sprungbein und Schiffbein auch operativ versteifen, was beim Gehen nicht hinderlich sei, weil es im mittleren Fuß kaum Bewegung gebe: »Usain Bolt könnte damit Weltrekord laufen!«

So weit müsste es trotzdem nicht kommen. »Unsere Füße sind dafür gemacht, dass wir barfuß in der Tundra unterwegs sind«, so Pfeifer. »Stattdessen tragen wir Schuhe, die zu eng, zu klein oder zu spitz sind und deren Sohle zu starr ist, womöglich noch mit Fersenkappe, die auf Dauer das Fersenbein und damit die Achillessehne darüber reizen kann«, ergänzt der Orthopäde. Und schließlich: »Wir bewegen uns viel zu wenig, beides fordert unsere Füße nicht mehr.« Sie verkümmern, mitsamt ihrer Fähigkeit, den Untergrund zu erspüren. Allein in der Fußsohle sind mehr Sinneszellen beheimatet als im Gesicht, »da merkt man schon das kleinste Steinchen im Schuh«. Oft kommen unsere Füße aber nur noch im Urlaub an die frische Luft und dürfen Sandstrand oder unebenen Wiesengrund ertasten. Schon bei Kieswegen ziehen die meisten doch wieder ihre Schuhe an. Gerade kleine Kinder sollten deshalb möglichst viel barfuß und nicht in Schuhen mit zu unflexiblen Sohlen laufen – Schäden am Fuß sind dann später umso wahrscheinlicher. Denn Unterforderung schadet den Füßen ebenso wie Übergewicht, unter dem das Fußgewölbe zwangsläufig irgendwann nachgibt. Zumal wenn ein schwaches Bindegewebe hinzukommt, im Alter eher als in der Jugend, bei Frauen naturgemäß häufiger als bei Männern.

Keine guten Voraussetzungen, um High Heels zu tragen, was aber gerade Frauen gern tun. Sie sind ein No-Go, denn das künstliche Hochwuchten der Ferse verlagert automatisch rund 80 Prozent des Eigengewichts auf den Vorderfuß und damit auf das Quergewölbe, das schließlich in die Breite geht und in den »Spreizfuß«. Als ob wir unbewusst auf größerem Fuß leben wollten. »Das führt inzwischen schon im Alter zwischen zwanzig und dreißig zu Beschwerden«, berichtet Thomas Pfeifer. So können sich etwa die Schleimbeutel beim Abrollen verschieben und entzünden. Da würden auch die Schaumstoffeinlagen aus der Drogerie, mit denen man die Pumps polstern kann, nichts bringen: »Die werden einfach niedergepresst«, so der Mediziner, »genauso übrigens wie das Fettgewebe in der Fußsohle, das den Fuß und Erschütterungen beim Gehen eigentlich abpuffern soll.«

Ein für viele Frauen besonders unansehnlicher Nebeneffekt: der *Hallux valgus* oder Ballenzeh. Durch den übermäßigen

Druck genötigt, ergibt sich der Fuß in die Form der vorn meist zu engen, spitzen oder auch zu kleinen Schuhe und bildet eine Art Beule an der vorderen Innenfußseite aus. Das ist das überforderte Gelenk der großen Zehe, die selbst wiederum zum zweiten Zeh gebogen wird. Anfangs lässt sie sich noch zurück in ihre ursprüngliche Position bringen. Kommt aber eine Arthrose hinzu, verharrt der Zeh in seiner Fehlstellung. Ballen, Schienen oder auch Fußgymnastik sollen dann helfen, »doch damit kann man den Prozess nur verlangsamen oder bestenfalls den Zustand erhalten«, sagt Pfeifer.

»Bei zu starken Schmerzen hilft nur noch eine Operation«, fügt er hinzu, »und immer mehr Frauen sind, in Zeiten des Schönheitswahns, dafür offen.« Viele kämen mit den Worten zu ihm, sie trauten sich im Sommer nicht mehr, Sandalen zu tragen. Bei einem Eingriff wird meist der Abstand zwischen dem ersten und zweiten Mittelfußknochen verringert und die zur Seite gerutschte Beugesehne unter dem ersten Knochen, der zum großen Zeh führt, an ihren angestammten Platz gebracht. Das kann Beschwerden lindern. Ist aber bereits der Knorpel im Gelenk durch Arthrose zerstört, tut der Fuß hinterher bei Belastung – was Gehen immer bedeutet – trotzdem weh. Und die Zeit der Gesundheitsschuhe beginnt, die, das soll nicht unerwähnt bleiben, in den letzten Jahren ziemlich modisch geworden sind – aber natürlich nie aussehen wie ein Stöckelschuh.

Und was hält der Orthopäde vom »Ballengang«, der seit einigen Jahren bei Läufern populär ist? Dabei kommt die Ferse gar nicht mehr zum Boden – ist das nicht auch wie Gehen auf High Heels? »Allerdings«, sagt Pfeifer, »allein die Vorstellung treibt mir den Angstschweiß auf die Stirn.« Dabei entstünde ebenfalls eine starke Belastung auf dem Vorfuß, beim Aufkommen werde die Achillessehne übermäßig gedehnt, sie reagiere nicht selten mit einer Reizung oder Entzündung. »Die Leute wechseln erst zum Vorfußlauf und dann stellen sie wieder um, weil sie Schmerzen bekommen«, so Pfeifer. Und Beschwerden müssen nicht nur unmittelbar im oder in der Nähe des Fußes auftreten. »Der Mensch ist eine Gliederkette«, fügt der Mediziner hinzu, »wenn unten was nicht stimmt, versucht der Körper das zu kompensieren.« Dann zwicken das Knie, die Hüfte, der Rücken oder die Schulter und eigentlich nur, weil der Fuß zu sehr kippelt oder zu viel Last an den falschen Stellen trägt.

»99 Prozent aller Menschen haben Zivilisationsschäden an den Beinen und Füßen«, bestätigt Christian Schmincke, Chefarzt der Klinik am Steigerwald in Gerolzhofen im Fränkischen, die auf Traditionelle Chinesische Medizin (TCM) und biologische Heilverfahren spezialisiert ist. Falsche Schuhe und zu wenig Bewegung sorgen dafür, dass die »mechanische Provokation« nicht mehr stattfinde, die den Spannungsbogen des Fußgewölbes aufrechterhält. »Die Schwerkraft drückt den Menschen herunter, und dagegen richten wir uns beim Gehen, idealerweise barfuß, automatisch auf«, so Schmincke, »auf diese Weise erst entsteht Stabilität im Fuß.« Zumal, aus TCM-Sicht, nur so das Qi, die Lebensenergie, die im Körper in den Meridianen zirkuliert, bis nach unten in die Füße gelangt. Und genau hier liegt das Problem. Sie kommt nicht mehr richtig an.

»Goethe ist mal eben knapp dreißig Kilometer von Weimar nach Großkochberg gewandert«, sagt Schmincke, »wir hingegen laufen nur nicht mehr viel, wir sitzen auch lange am Computer, dadurch wird das Qi zusätzlich nach oben gesaugt!« Die Folge: Stoffwechselschlacken, »trübe Säfte« aus Sicht der TCM, führen zu Stauungen in den Beinen und Füßen, einem Gefühl von Schwere, Krampfadern, Ekzemen, Fußpilz und eben auch Knick-, Sink-, Platt- und Spreizfuß. Man kann sich bildlich vorstellen, wie der Kopf oben überversorgt wird und die Füße am anderen Ende Mangel leiden.

Schmincke selbst litt eine Zeit lang unter Migräneattacken, inzwischen sitzt er nicht mehr so lange am Stück am Computer, er hat sich ein Stehpult angeschafft, steht »federnd« und wechselt immer mal das Standbein. »In Betrieben in China ist es immer noch üblich, jede Stunde einmal aufzustehen und mit ein paar Qi-Gong-Übungen die Energie wieder in Fluss zu bringen«, erzählt Schmincke. »Wir aber sind alle zu verkopft und der aktuelle Hirnforschungshype trägt noch dazu bei«, so der Biochemiker und Mediziner, der früher am Max-Planck-Institut tätig war, ehe er sich ganzheitlichen Ansätzen zuwandte. Dabei lägen unsere Wurzeln doch, vereinfacht ausgedrückt, in den Füßen.

»Zum einen ist hier das System der Meridiane, also der Energiebahnen, verankert«, erklärt Schmincke, »zum anderen findet sich zwischen Groß- und Kleinzehenballen, etwas vor der Fußmitte, ein zentraler Akupunkturpunkt, die ›Sprudelnde Quelle‹.« Nach chinesischer Vorstellung sind wir darüber auch energetisch mit der Erde verbunden – quasi wie ein Saugnapf in der Mitte des Fußgewölbes. Und sagen wir im Deutschen nicht, jemand hat keinerlei Bodenhaftung mehr, wenn er nur noch in geistigen Sphären schwebt? Dass aber auch jemand den Boden unter den Füßen verliert, wenn er sich zu viele sorgenvolle Gedanken macht oder zu viel Angst hat? Dass er dann kalte Füße bekommt? Oder fliehen will, wenn ihm der Boden zu heiß wird? Die »Sprudelnde Quelle« gehört zum Element Wasser: Als erster Punkt auf der Nierenleitbahn wird er mit der Emotion der Furcht, aber, positiv, auch mit Urvertrauen in Verbindung gebracht. Etwas, was uns in der westlichen Welt seltsam vorkommen mag, wo wir doch selbst gern alles unter Kontrolle haben wollen.

»Über die ›Sprudelnde Quelle‹ lässt sich das Nervensystem ausgleichen und sowohl aktivieren als auch beruhigen«, sagt Schmincke, je nachdem ob jemand zu hochtourig läuft oder aber vor lauter Schwere niedergedrückt wird. Immer wieder sieht er Patienten, die im Leben erfolgreich waren, als Professoren oder Unternehmer, »und das Leistungsprinzip immer in den Mittelpunkt gestellt haben. Sie fanden dann ihren Ausgleich eher darin, dass sie zu viel und zu fett gegessen und zu viel Alkohol getrunken haben.« Oft führt das zu Diabetes, was aber nicht die einzige Ursache ist für Polyneuropathien, Taubheitsgefühlen in den Füßen und Beinen.

Als Therapie erhalten die Patienten unter anderem Akupunktur an zwei berühmten Punkten am Unterschenkel: Magen 36, vorn oben am Schienbeinmuskel, etwas unterhalb der Kniescheibe, »er leitet die Säfte nach unten«. Als Gegenspieler fungiert Milz 6, oberhalb des Knöchels und etwas versetzt an der Beininnenseite, er leitet die Säfte nach oben. Es braucht beide Bewegungen, damit die Energie kreisen und alle Bereiche des Körpers versorgen kann. Außerdem gibt es individuell zusammengestellte Rezepturen aus chinesischen Arzneipflanzen, die den Körper ebenfalls reinigen, »die Patienten haben dadurch wieder mehr Empfindungen in den Extremitäten, ihr Bewegungsradius vergrößert sich.«

Wer sein Fußgewölbe pflegt, ist besser unterwegs. Der aufrechte Gang gehört – neben dem Denken – zum Wesentlichen des Menschseins. In durchschnittlich 72 Jahren umrunden wir zu Fuß etwa dreimal die Erde. Wenn alles gut läuft.

VON ÖTZI BIS EPIGENETIK

Wie sich der Blick
auf unseren Körper ändert

Schmale Nase, steile Stirn, breites Becken: 200 000 Jahre alt ist das aktuelle Modell des menschlichen Körpers, und man könnte meinen, das sei genug Zeit, um alles über ihn in Erfahrung zu bringen. Tatsächlich aber ging es damit lange eher schleppend voran. Erst seit rund 300 Jahren bemühen sich Biologie, Chemie und Medizin darum, den Körper wissenschaftlich zu erforschen und zu verstehen. Nun beschleunigt sich der Fortschritt immer mehr, denn junge Forschungsrichtungen wie die Psychoneuroimmunologie und die Epigenetik sind dabei, unser Bild vom Körper innerhalb weniger Jahrzehnte radikal zu verändern. Sie blicken ins Innerste von Zellen und versuchen, deren Interaktionen im Körper immer besser zu verstehen. Dabei greifen sie auch das alte Konzept einer Einheit von Körper, Seele und Geist wieder auf. Und sie legen nahe, dass wir gerade deshalb einen weit größeren Einfluss darauf haben könnten, wie es dem Körper und damit uns selbst geht.

Um zu ermessen, wie bedeutsam diese Phase für uns Menschen sein könnte, blicken wir zunächst zurück in die Jungsteinzeit in Europa. Dem Mord am »Ötzi« und seiner im Gletschereis konservierten Leiche verdanken wir Hinweise darauf, woran die Menschen schon damals erkrankten, und wir können zumindest spekulieren, was der Körper ihnen bedeutete.

Jungsteinzeit – Lange her, vertraute Symptome
An einem Frühlingstag steigt ein Mann in den Alpen vom Schnalstal zum Tisenjoch auf. Es ist ein drahtiger Kerl, bei einer Körpergröße von 1,60 Meter wiegt er 50 Kilo. Auf 3200 Metern wird seine linke Schulter plötzlich von einem Pfeil getroffen, die messerscharfe Spitze aus Feuerstein durchschlägt das Schulterblatt, bleibt kurz vor dem Herz stecken und verletzt dabei die Schlüsselbeinschlagader. Die Wunde blutet stark, der Mann wird schnell ohnmächtig und stirbt. Vermutlich hinterrücks ermordet von einem versierten Schützen, allein zurückgelassen in der Wildnis der Südtiroler Berge.

Seine vom Gletschereis konservierte Leiche aber wird 5300 Jahre später in den Ötztaler Alpen entdeckt, der Mann 1991 als »Ötzi« weltberühmt. Die Mumie aus der Jungsteinzeit, die einst sein Körper war, wird x-fach untersucht. Dabei zeigt sich: Er hatte eine zwei Tage alte, tiefe Schnittwunde zwischen Daumen und Zeigefinger, wie sie oft auftritt, wenn jemand eine Messerattacke abwehrt – womöglich war Ötzi auf der Flucht. Schon vor dem Angriff aber ging es ihm körperlich nicht gut, wie Wissenschaftler ebenfalls herausfanden: Er hatte Beschwerden, die wir noch heute kennen. Ötzi litt an Durchfall, sein Darm steckte voller Parasiten und Würmer. Seine Adern waren verkalkt. Er hatte Karies. Vermutlich quälten ihn Rückenschmerzen, die Knie und Füße taten ihm weh, denn an Wirbelsäule und Gelenken hatte er Verschleißerscheinungen. Was aber normal war. Mit 46 Jahren war Ötzi alt.

Das Leben war lange flüchtiger als heute: Man lebte, man starb. Es war gefährlicher und schon deshalb von kürzerer Dauer. Noch um 1750 und damit rund 5000 Jahre nach Ötzi wurden die Menschen in Europa im Schnitt nur dreißig Jahre alt. Sie starben in Scharen an Hunger, bei der Geburt eines Kindes, an Krankheiten, Seuchen, bei Dorf- und Stammesfehden und bei den häufigen kriegerischen Auseinandersetzungen. Der Tod war im Alltag gegenwärtig, der Körper Arbeitsgerät und ansonsten unwichtig. Damit ging man eher pragmatisch um. War man krank, behandelte man sich lange selbst, oder man hatte das Glück, einen Heilkundigen oder eine weise Frau zu kennen. Heilmittel fanden sich in der Natur. Steinzeitmann Ötzi etwa hatte einen Baumpilz dabei, der vermutlich blutstillend und desinfizierend wirkte. Gegen seine Arthroseschmerzen hatte er offenbar eine Therapie mit Kräutern und Holzkohle erhalten, die in seine zuvor eingeritzte Haut eingebracht wurden – so deutet man seine »Tätowierungen« an Rücken, Knie und Knöchel.

Wie aber hat Ötzi auf seine schwindenden Körperkräfte geblickt, wie mag er gestorben sein? Womöglich konnte er keinen klaren Gedanken mehr fassen. Womöglich war er abends überfallen worden und sah als Letztes den nächtlichen Sternenhimmel hoch oben über den schneebedeckten Gipfeln, funkelnd und, vielleicht, tröstlich. »Wir wissen nicht, ob und wenn ja, welche Jenseitsvorstellungen die Menschen in dieser Zeit in unserer Region hatten«, sagt Katharina Hersel vom Südtiroler Archäologiemuseum in Bozen, das dem »Mann aus dem Eis« eine Dauerausstellung widmet. Allerdings fand man an einigen landschaftlich markanten Orten, wie auf dem südlich von Bozen hoch aufragenden Pigloner Kopf, unter Felsen ungebrauchte Kupferbeilklingen. »Wir nehmen an, dass es sich dabei um Opfergaben für höhere Mächte handelte«, so Katharina Hersel. Ötzi hatte selbst ein Kupferbeil in seinem Gepäck, vermutlich kannte er dessen immateriellen Wert.

Aufklärung – Getrennt von Seele und höherer Ordnung
Für Jahrtausende fühlten sich die Menschen als Teil des Kosmos und verbunden mit etwas Größerem. In heidnischer Zeit mit der Natur, mit Geistern und Göttern, später mit dem einen Gott. Für sie gab es Diesseits und Jenseits, ihr Körper mochte vergehen, aber ihre Seele würde überdauern. Noch im Mittelalter erachtete man den Körper nur als Gefäß der Seele, trotzdem gehörten beide zusammen. Als Ursache indes für körperliches Leiden galten zunächst zornige Götter, die hoffentlich ein Schamane besänftigte, und dann, im Christentum, ein strafender Gott, den man durch Buße, Ablass und Fürbitten milde zu stimmen versuchte. Wenn das nicht gelang, war es eben auch göttlicher Wille.

Dann der Schnitt. Die Aufklärung revolutionierte im 18. Jahrhundert das Weltbild der Menschen und den Blick auf sich selbst. Was der französische Philosoph René Descartes im 17. Jahrhundert begonnen hatte, vollzog sie nun endgültig: die Trennung von Körper und Seele, von Mensch und Kosmos, und die Aufklärung nannte Aberglaube, was zuvor Glaube war. Fortan zählten nur noch Vernunft, Verstand und Wissenschaft. Alles, was mess- und beweisbar war. Dazu gehörte die Seele nicht. »Nur Materie existiert«, lautete die Schlussfolgerung des »Mechanischen Weltbildes«, das der englische Forscher Isaac Newton bereits 1687 definiert hatte. Seine Maxime machte den Menschen zu einem rationalen Wesen und seinen Körper zu einem Mechanismus, einer

Maschine, die es zu beherrschen galt. Und wie sie funktionierte, enthüllte nach und nach die moderne Medizin, die den Blick von der äußeren und einer fraglichen unsichtbaren Welt abwandte und ihn stattdessen nach innen richtete, in den Körper.

Beim Blick durchs Mikroskop entdeckte man im 19. Jahrhundert, dass Gewebe nicht aus kleinen Kugeln besteht, sondern aus Fasern, und der menschliche Körper aus Zellen mit einem Kern. 1858 stellte der deutsche Pathologe Rudolf Virchow fest, dass »Störungen der Körperzellen« Krankheit hervorbringen, 1876 konnte der Mediziner Robert Koch belegen, dass Kleinstlebewesen, »Bakterien« genannt, Infektionen verursachen – und nicht etwa ein Verstoß gegen göttliche Gebote. Hygiene, die »Kunst, die der Gesundheit dient«, wurde zentrales Anliegen der Medizin. Heilung brachten ab 1928 vor allem aber Antibiotika. Diese Medikamente werden fast hundert Jahre später häufig auch bei Viruserkrankungen wie Grippe verschrieben, obwohl sie dagegen nicht helfen. Zwar zählen Bakterien und Viren zu den Mikroorganismen und können Krankheiten übertragen, beide unterscheiden sich aber deutlich etwa in der Größe und in der Struktur. So besitzen die kleineren, einfacher gebauten Viren zum Beispiel nicht einmal eine Zellwand, an der Antibiotika, wie bei Bakterien, anhaften und sie dadurch zerstören können.

Aber zurück zur Zelle: Der Blick ging immer weiter in die Tiefe und ins Detail. Hin zum Zellkern und zu unserem Erbgut, insgesamt 23 686 Genen, wie man seit 2003 weiß – erstaunlicherweise haben wir weniger als eine gewöhnliche Maus. Die Gene selbst verteilen sich auf 23 Chromosomenpaare, die wiederum nur einen Teil der spiralförmig in den Zellkern gewundenen DNA ausmachen. Sie finden sich auf nur 10 Prozent der DNA, vom Rest weiß man noch nicht so genau, wofür wir ihn haben. Manche Forscher nennen diese redundanten Sequenzen »überflüssig«.

Und die Seele? Sie verschwand nicht ganz. Ihre spirituelle Seite durfte im religiösen Glauben weiterleben. Sie blieb Bestandteil der Therapie von Naturheilverfahren. Und sie fand – als Welt der Emotionen und Gedanken – Unterschlupf in der Wissenschaft der Psychologie und der Psychotherapie. Die Erkenntnis, dass sich nicht jede Erkrankung (nur) auf organische Ursachen zurückführen lässt, hatte zudem schon 1818 den Begriff der »Psychosomatischen Medizin« entstehen lassen (Mediziner in Deutschland können sich erst seit 2003 als »Facharzt für Psychosomatische Medizin und Psychotherapie« spezialisieren).

21. Jahrhundert – Der Körper enthüllt immer mehr seiner Geheimnisse

In Bezug auf den Körper leben wir in einer der vielleicht spannendsten Zeiten überhaupt. Wir wissen seit rund zwei Jahrzehnten, dass das Bindegewebe im Körper, die »Faszien«, kein überflüssiger Plunder ist, sondern alles – Knochen, Muskeln, Organe – an seinem Platz hält. Zudem machen zahllose Schmerzrezeptoren die Faszien zu unserem größten »Sinnesorgan« überhaupt. Es ist nicht nach außen gerichtet wie Augen, Nase, Ohren und Hände, sondern agiert unter der Haut, allgegenwärtig, buchstäblich vernetzt: Forscher fanden etwa heraus, dass eine Dehnung der Beinrückseite und Ferse die Beweglichkeit der Halswirbelsäule verbessert.

Bis vor wenigen Jahrzehnten wussten wir auch noch nicht, dass wir quasi Untermieter im eigenen Haus sind – angesichts von Bakterien, die als »Mikrobiom« in deutlicher Überzahl unseren Darm, die Haut und Schleimhäute besiedeln: In und auf uns wohnen mehr Kleinstlebewesen, als wir Körperzellen haben.

Wo kommen die alle her und was machen die da? Offenbar existieren wir in Symbiose mit diesem sogenannten »Superorgan« und es bestimmt maßgeblich mit über unser Wohlergehen. So soll eine unausgewogene Bakterienbesiedlung im Darm eben nicht nur für Durchfall, sondern etwa auch für unsere emotionale Verfassung mitverantwortlich sein. Auch hier: Körper und Psyche als eine Einheit.

Für eine Diagnose können wir heute immer besser und genauer in das Innere des menschlichen Körpers blicken – und zwar in den lebenden. Nach Röntgen und Ultraschall machen dies vor allem Computertomografie (CT) und Magnetresonanztherapie (MRT) möglich, die als bildgebende Verfahren krankhafte Veränderungen auf körperlicher Ebene sichtbar machen. Wir verfügen, zumindest in der westlichen Welt, über ein umfangreiches öffentliches Gesundheitssystem, und die Intensivmedizin rettet mehr Leben als je zuvor. Wir können Hüft- und Kniegelenke durch künstliche ersetzen und Herzen oder Lungen transplantieren. Gleichzeitig wird die Kritik immer lauter an einem rein reduktionistischen Blick auf den Körper und auf erkrankte Menschen als »Fall« oder »Magengeschwür« – und damit im Grunde als desolatem Körper-Teil. Denn schließlich geht es nicht um Reparatur, sondern um Heilung eines Menschen. Eines lebendigen Systems.

Psychoneuroimmunologie – Wie Denken und Fühlen die Abwehrkräfte unseres Körpers beeinflussen
Die erst wenige Jahrzehnte alte Forschungsrichtung der Psychoneuroimmunologie geht ebenfalls davon aus, dass alles miteinander vernetzt ist. Schon in ihrem Namen verbinden sich die menschliche Psyche, also die Seele, mit dem Nerven- und Immunsystem des Körpers. Auch das Hormonsystem gehört

dazu. Die zentrale Frage lautet: Besteht ein wechselseitiger Einfluss und wenn ja, wie sieht er aus? Antworten darauf kennt Professor Christian Schubert aus Innsbruck. Der Arzt, Psychologe und Psychotherapeut leitet an der Universitätsklinik für Medizinische Psychologie seit mehr als zwanzig Jahren ein Labor, in dem die Wechselwirkungen zwischen Seele und Körper anhand von Blutwerten und Botenmolekülspiegel im Urin sichtbar werden. »In ausgedehnten Einzelfallstudien konnten wir zeigen, dass Stressreaktionen bei gesunden Menschen zeitlich deutlich verzögert zu einer erhöhten Ausschüttung von Stresshormonen wie Cortisol führen können und dadurch auch das Immunsystem geschwächt wird.«

Diese Stressreaktionen wiederum stehen eng in Verbindung mit Gedanken und Gefühlen, die jemand angesichts eines bestimmten Erlebnisses hat. Für den einen ist das der morgendliche Stau, für den anderen der Zeitdruck bei der Arbeit oder aber ein schwelender Konflikt in der Partnerschaft. Jeder empfindet etwas anderes als belastend. Worauf der eine reagiert, lässt den anderen kalt: Offenbar führen subjektive Bewertungen und Empfindungen zu einem mehr oder weniger gesunden Körper. Umgekehrt beeinflussen Veränderungen im Immunsystem unser Erleben und Verhalten. »Unser Denken und Fühlen hat einen direkten Einfluss auf unsere Nerven- und Immunzellen im Darm«, so Schubert, »Gehirn und Bauch sind über Botenstoffe miteinander verbunden, und zwar in beiden Richtungen.«

Schuberts Arbeit basiert auf einem systemischen Ansatz und dem »biopsychosozialen Modell«, wie es unter anderem Thure von Uexküll formulierte, der ab Mitte der 1960er-Jahre zu den Begründern der modernen Psychosomatik gehörte. Es besagt, dass der Mensch nicht isoliert zu betrachten ist, sondern eingebettet in die Umwelt. Dass alles miteinander in Beziehung steht: die Moleküle mit der Zelle, die Zelle mit dem Gewebe, das Gewebe mit dem Organ, jedes Organ mit allen anderen Organen und Strukturen, und damit die Gesamtheit des Körpers mit der Psyche und dem Geist, also dem ganzen Menschen, und dieser mit seiner Umgebung und den Erfahrungen, die er mit anderen Menschen macht und in seiner Lebensgeschichte gemacht hat. »Der Körper ist materialisierte Psyche«, sagt Schubert. »Wenn unsere Nervenzellen mit der Umwelt interagieren, bildet sich die Psyche aus.«

Neue Zellen, alte Fehler
Das bringt uns zu einer anderen Frage, die Sie sich vielleicht schon beim Lesen des Kapitels über die Zelle gestellt haben: Wenn sich doch zyklisch alle Zellen des Körpers permanent erneuern, der Körper alle sieben Jahre sogar eine komplette »Runderneuerung« erfährt – warum reproduzieren die Zellen gleichzeitig auch vorhandene Störungen? Warum können sie sich nicht so reparieren, dass der ursprüngliche gesunde Zustand wiederhergestellt wird? »Der Grund ist auch hier, dass in unserer menschlichen Existenz alles miteinander zusammenhängt«, erläutert Schubert. »Alles, was wir und wie wir es erleben, hat ständig Einfluss auf die Aktivität unserer Zellkerne.« Gesundung sei daher möglich, wenn die Erneuerung der Zellen in Einklang stehe mit einer positiven Veränderung der Umgebung – etwa durch einen anderen Job, wenn der alte zu belastend ist. Vor allem aber, indem jemand seine individuelle Beurteilung von Situationen verändere, also wie er darüber denkt und was er in dieser Hinsicht fühlt.

Gemeint ist hier nicht einfach »Positives Denken«, sondern das Aufdecken und aktive Verändern unbewusster Glaubenssätze wie »Ich muss perfekt sein«, »Ich darf nicht zu spät kommen«, »Ich bin es eh nicht wert, dass ...«, mit denen man sich innerlich unter Druck setzt. Druck erzeugt Stress. Schubert hat in seinen Untersuchungen beobachtet, dass Menschen, die etwa an der entzündlichen Autoimmunerkrankung Lupus leiden, gerade dann einen neuen Schub erleben, wenn sie in Stress geraten.

Nun ist wissenschaftlich anerkannt, dass Autoimmunerkrankungen wie etwa auch Morbus Crohn, Multiple Sklerose oder rheumatoide Arthritis immer eine psychische Komponente haben. Wie aber ist es bei Schnupfen, Nierensteinen oder einer chronischen Krankheit wie Diabetes? »Bei den meisten Erkrankungen, die wir kennen, ist wissenschaftlich gezeigt worden, dass Stress eine Rolle in der Krankheitsverschlechterung spielen kann«, sagt Schubert und erläutert: »Dies verwundert nicht, wenn man bedenkt, dass Nerven-, Hormon- und Immunsystem untereinander und auch mit der Außenwelt ständig kommunizieren. Letztlich kann alles, was wir erleben, denken und fühlen, in die Aktivität dieser Systeme übersetzt und dadurch jede Form von Krankheit zum Guten wie zum Schlechten verändert werden.«

Epigenetik – Besser schalten!
Eine weitere ergänzende Erklärung bietet die Epigenetik an, eine ebenfalls noch junge Forschungsrichtung der Biologie. Sie geht davon aus, dass »Gene an- oder ausgeschaltet werden können«, wie Schubert sagt. »Der genetische Bausatz ist in allen Zellen gleich. Weil aber eine Augenzelle andere Aufgaben zu erfüllen hat als eine Leberzelle, werden bestimmte Bestandteile von Anfang an aktiviert oder stillgelegt.« Und welchen Einfluss haben wir Menschen darauf? »Zwischen Veranlagung und Umwelt gibt es einen fließenden Übergang«, so Schubert. Mit anderen Worten zeige sich auch hier: Verändern wir unser Ver-

halten, verändert das – tendenziell – unseren Körper und unsere Gene. So hat es auch der amerikanische Zellbiologe Bruce Lipton beschrieben, einer der Pioniere der Epigenetik. Er spricht davon, dass eine Zelle nicht vorwiegend durch ihre Gene bestimmt werde, sondern durch ihr physisches und energetisches Umfeld, wozu Lipton auch unsere Gedanken und Emotionen zählt. Demnach wären wir nicht zwangsläufig gebunden an eine festgelegte Aktivität unserer DNA und ererbten Gene, sondern könnten sie durch neue gesündere Überzeugungen und Gefühle wie Liebe statt Wut, Ärger oder Traurigkeit selbst beeinflussen, aktivieren oder deaktivieren.

»Eine große Vision« nennt Professor Jörn Walter, Leiter der Abteilung Genetik/Epigenetik an der Universität des Saarlandes in Saarbrücken, dieses Gedankenspiel: »Sie ist noch ganz weit weg und vieles ist längst nicht verstanden, aber ja, theoretisch ist es sicher denkbar.« Was den Molekularbiologen vorsichtig optimistisch stimmt, sind Erkenntnisse aus der Forschung mit Stammzellen. »Das sind Alleskönner, und wenn wir sie herstellen können aus Körperzellen, die zuvor spezialisiert waren, etwa als Hautzelle«, so Walter, »dann bedeutet das, dass eine Zelle einmal Gelerntes wieder verlernen kann.« Um das zu veranschaulichen, verwendet er ein Ampelsystem: Die Zellen würden gewissermaßen von Gelb (= bestimmte Funktion) oder Rot (= aus) wieder auf Grün (= alles ist möglich) geschaltet. Und da dies machbar sei, sei auch die Vision vorstellbar. »Wobei wir noch überhaupt nicht wissen«, so Walter, »wie man epigenetisch zielgerichtet etwas ausrichtet, nach dem Motto: ›Wenn ich das tue, dann erreiche ich das.‹«

Aber auch die Gegenwart ist schon faszinierend: Walter lehrt seit 2000 am seinerzeit ersten deutschen Lehrstuhl für Epigenetik und arbeitet mit seinem Team mit am Human Cell

Atlas (HCA) – einer »epigenetischen Karte des Menschen«, die derzeit von mehr als sechzig Wissenschaftlern und Medizinern (»LifeTime Consortium«) in achtzehn europäischen Ländern angefertigt wird. Sie soll, wenn sie fertig ist, nicht weniger als alle Zellen des Körpers erfassen. Jede Leberzelle, jede Blutzelle, jede Zelle des Darms, jede des Skeletts. Einfach jede einzelne vom Scheitel bis zur Fußsohle. »Diese Aufgabe ist viel umfassender als die zur Entschlüsselung des menschlichen Genoms«, so Walter, mit einem ersten grundlegenden Verständnis sei aber bereits in den nächsten fünf bis zehn Jahren zu rechnen. Dazu gehöre auch, die Zellen innerhalb eines Organs genauer unter die Lupe zu nehmen. Denn obwohl die Leberzellen einander gleichen, so haben die am Rand doch andere Aufgaben als die weiter innen.

Zugleich hoffen die Forscher, die Selbstheilungskräfte des Organismus besser nachvollziehen und eines Tages sogar punktgenau unterstützen zu können. »Der Körper kann vieles selbst regeln. Eine Zelle weiß, wo sie ist und welche Aufgabe sie hat«, sagt Walter, »dabei gibt es Kommunikationswege, die wir aber längst noch nicht verstanden haben.« Als Beispiel nennt er die T-Zellen, die zu den weißen Blutkörperchen zählen. Innerhalb unseres Immunsystems bilden sie quasi ein mobiles Einsatzkommando, das gegen Erreger vorgeht, die in den Körper vorgedrungen sind. »Viele dieser T-Zellen patrouillieren im Blut, andere sitzen für längere Zeit in der Haut oder in den Organen. Bisher ist aber zum Beispiel noch unklar, wie sich ihr Aufenthaltsort auf eine Aufgabe an einer anderen Stelle im Körper auswirkt«, erklärt Walter. Mit anderen Worten: Sind diese Abwehrzellen epigenetisch gekennzeichnet, sodass der Körper erkennt, woher sie stammen? Haben sie ein Ortsgedächtnis, und wenn ja, wie schnell passen sie sich einer neuen Umgebung an?

»Antworten darauf werden für die Transplantationsmedizin oder die Behandlung von Autoimmunerkrankungen von großer Bedeutung sein«, ergänzt der Wissenschaftler. Denn lassen sich solche Zellen umprogrammieren, eben auch für Aufgaben anderswo im Körper, kann man sie womöglich auch verpflanzen.

Wie intelligent der Körper arbeitet, was er tatsächlich alles kann und leistet, dem kommen Wissenschaftler so immer mehr auf die Spur.

»Wir haben in der Vergangenheit gedacht, Gewebe ist Gewebe, Blut ist Blut, Gehirn ist Gehirn, bei jedem Menschen ein und dasselbe«, so Walter. »Aber bei Erkrankungen kann es individuelle Verschiebungen geben, und wenn wir die Zellen der Organe besser verstehen, können wir auch besser heilen.« Das Ziel: eine »personenorientierte Medizin« mit Einzelzellanalysen, gerade bei schweren chronischen und degenerativen Erkrankungen. »In Zukunft werden Patienten zur Diagnose wenige Zellen entnommen werden, deren Signaturen maschinell ›gescannt‹, mit den Ergebnissen im Zellatlas abgeglichen – sind sie noch gesund oder bereits krankhaft verändert –, und danach richtet sich dann die Behandlung.« Walter ist davon überzeugt, dass »dies in den kommenden zehn Jahren Einzug in den klinischen Alltag nehmen wird – und er spricht von einer regelrechten Revolution.

Worum sich alles dreht
Erinnert Sie das alles womöglich an die Zeit, als Galileo Galilei nachweisen konnte, dass die Erde sich um die Sonne dreht – und nicht umgekehrt? Vielleicht befinden wir uns an einer ähnlichen Schwelle zu einem neuen Verständnis – diesmal unseres eigenen Körpers. An der Schwelle dazu, auch wissenschaftlich zu verstehen, dass sich letztlich alles darum dreht,

wie wir mit ihm umgehen. Nicht, indem wir ihn nur rein physisch optimieren, sondern vor allem darüber, wie wir denken und was wir empfinden, könnten wir unseren Körper beeinflussen. Selbst dazu beitragen, wie gesund oder krank wir sind. Deshalb auch hilft Psychotherapie bei lang anhaltenden Rückenschmerzen, wie verschiedene Studien inzwischen gezeigt haben. In diesem Zusammenhang ließe sich auch der Placebo-Effekt auf positive Art deuten. Woran ich glaube, im Sinne von: Was für mich wahr ist, das geschieht. Selbst wenn das vermeintliche Medikament keinen Wirkstoff enthält, verschwinden Beschwerden, wenn Patienten überzeugt sind, eine Arznei einzunehmen. Bereits 2002 zeigte eine inzwischen berühmte Studie des US-Chirurgen Bruce Moseley, dass Menschen, die nur zum Schein am Kniegelenk operiert wurden – in Wahrheit geschah nichts –, hinterher genauso beschwerdefrei waren wie diejenigen, die sich tatsächlich einem Eingriff unterzogen hatten.

Ötzi hat von all dem noch nichts gewusst. Nicht einmal unsere Großeltern hatten davon eine Ahnung. Wir werden heute doppelt so alt wie der Mann aus dem Eis und bleiben länger gesund. Vielleicht ja demnächst noch länger. Nicht nur durch Genforschung, sondern auch durch die innere Haltung zu uns selbst, zu unserem Leben und damit zu unserem Körper. Vielleicht haben wir ja mehr Macht über ihn und ganz anders, als wir bisher angenommen haben. Sie beginnt damit, die Wunder unseres Körpers kennenzulernen und es für möglich zu halten, dass wir bewusst daran mitwirken können.

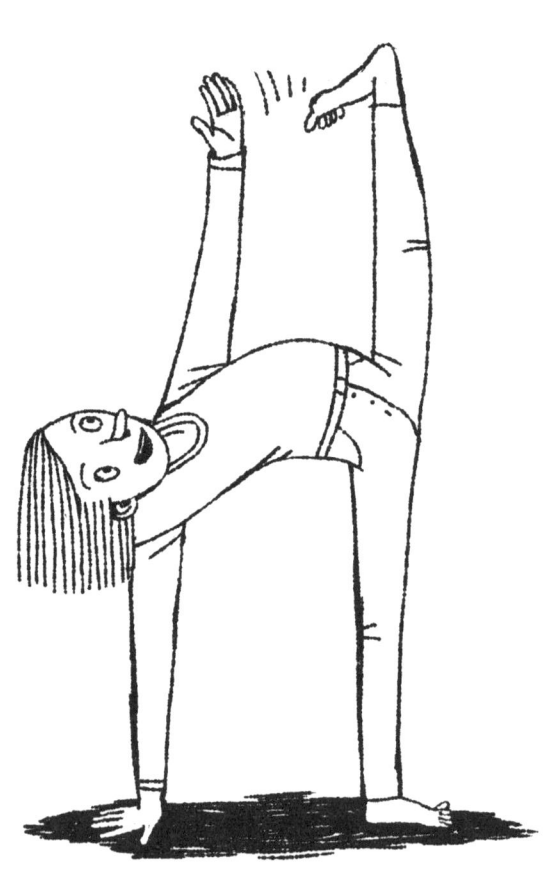

PARTNER ÜBUNGEN

Was Sie aktiv für Ihren Körper tun können

Wenn wir jung und gesund sind, körperlich wachsen und alles machen können, was wir wollen, wenn wir uns fühlen, als würden wir ewig leben, identifizieren wir uns komplett mit unserem Körper. Wir leben in einer perfekten Symbiose, schmücken uns mit ihm, seiner super Figur, seinen Muskeln, mit dem vollen Haar auf dem Kopf. Bis eines Tages der Körper nicht mehr richtig mitmacht. Aber nicht erst dann, sondern auch schon davor ist es wichtig, sich immer mal wieder ganz bewusst um seinen Körper und alle seine Strukturen, die kleinen und die großen, zu kümmern.

Plötzliche Schmerzen beim Joggen, Beschwerden im Rücken – das kommt alles nicht unvermittelt. Erste Signale, die der Körper, vielleicht zaghaft, sendet, überhören und übersehen wir aber gerne. Bis es eben nicht mehr geht. Dann mögen wir unseren engsten Gefährten plötzlich nicht mehr. Sind ungeduldig und unzufrieden, weil er nicht mehr so richtig der Alte ist.

Unsere eigene Perspektive auf diese Beziehung kennen wir zur Genüge. Also machen wir mal einen Switch und versetzen uns in ihn.

Kommt er endlich mal zu Wort, würde er vermutlich sagen:

Solange ich alles mitgemacht habe, was mein Mensch wollte, ich ihm alles ermöglicht habe, war unsere Beziehung top.
Jetzt geht's mir (mal) nicht gut, doch das will mein Mensch nicht wahrhaben.
Ich bekomme keine Zuwendung, keine Wertschätzung mehr. Meinem Menschen geht's immer nur ums Äußerliche.
Mein Mensch gibt mir nicht die Zeit, mich zu erholen und zu heilen. Er fragt mich gar nicht, was ich brauche.
Mein Mensch versteht gar nicht, wie schlau in mir alles abläuft, wenn er nicht ständig dazwischenfunkt.

Oft wollen wir all das gar nicht wissen, tun einfach so, als säßen wir am längeren Hebel. Doch das stimmt ja nicht: Der Körper ist am Ende der, der sagt, wann Schluss ist. Von Krankheiten erholt er sich oft. Nicht immer. An dieser Stelle wollen wir auch nicht die Augen davor verschließen, dass man »alles richtig machen«, sich gesund ernähren und Sport treiben und zum Yoga gehen kann und trotzdem krank wird, vielleicht mitten im Leben, viel zu früh und man dann mit seinem Schicksal hadert und vor Fragen gestellt wird, auf die andere erst im hohen Alter eine Antwort finden müssen. Denn selbst, wenn es dem Körper ein Leben lang gut ging: Irgendwann wird er sterben – und wir mit ihm. Vermutlich ist uns das tief drinnen auch bewusst, wir wollen aber keinesfalls an diese Verletzlichkeit erinnert werden. Wir leben länger als jede Generation vor uns und sind trotzdem ängstlicher, was unseren Körper angeht. Er kann nichts dafür, dass Materie vergänglich, das irdische Leben endlich ist. Warum dann nicht liebevoll Zeit mit ihm verbringen?

Auf den folgenden Seiten finden Sie deshalb zu jedem Organ und zu jeder Körperstruktur, die wir im Buch vorgestellt haben, Anregungen: Wie Sie mit ihr oder ihm pfleglich umgehen und Sie sich und der Körper einfach wohlfühlen. Kurzum: Tipps für eine glückliche Partnerschaft mit Ihrem Buddy Body.

KOPF UND HALS

HIRNSTAMM

Unser Hirnstamm organsiert für uns die wichtigsten Körperfunktionen, das Ein- und Ausatmen etwa. Darum müssen, darum können wir uns nicht wirklich »kümmern«, diese Leistungen stellt uns unser Körper einfach so zur Verfügung. Der Hirnstamm selbst aber gehört zum Gehirn, er ist Teil unserer obersten Schaltzentrale. Gerade mit zunehmendem Alter sollten wir deshalb bewusst dafür sorgen, dass dieses Organ mit allen seinen Strukturen in Schuss ist. Forscher haben herausgefunden, dass unser Gehirn ein Leben lang plastisch bleibt, sich also durch neue Lernerfahrungen immer wieder verändern kann. Klassiker wie Kreuzworträtsel oder Sudoku können dazu beitragen. Noch mehr Spaß kann es machen, ein Instrument zu lernen, sich regelmäßig an der frischen Luft zu bewegen ebenso wie sich für aktuelle Ereignisse zu interessieren, Museums- oder Opernbesuche einzuplanen, sich mit anderen Menschen zu umgeben. In jedem Fall bleibt man geistig flexibel, wenn man sich regelmäßig in Gesellschaft befindet und im Austausch steht. Was immer Sie unternehmen: Regelmäßigkeit und Abwechslung sind das Entscheidende.

Verschiedene Eindrücke und Themen, mit denen man sich auseinandersetzen muss, halten den Verstand fit. Wer motiviert und interessiert ist, sagen Experten, lernt auch im Alter erfolgreich dazu – sogar Fremdsprachen. Immer häufiger sitzen in Volkshochschulkursen für Englisch, Französisch oder Chinesisch auch Senioren. Manchmal werden mittlerweile solche Sprachkurse extra für das höhere Lebensalter angeboten. Das Schöne daran: Rentner, die eine fremde Sprache lernen und noch rüstig sind, haben dann meistens auch die Zeit, das neu Gelernte auf einer Reise gleich auszuprobieren.

Aktuelle Forschungen zeigen, dass es hilft, beim Lernen assoziativ vorzugehen: Wer schon Italienisch spricht, wird sich leichter auch eine andere, vor allem romanische Sprache aneignen, wer immer Mathematik gemocht hat, wird sich relativ rasch mit Quantenphysik zurechtfinden. Ansonsten gilt: Ab fünfzig lernt das Gehirn ganz neue Dinge langsamer, weil das Kurzzeitgedächtnis nachlässt – aber es lernt sie. Man sollte sich also nicht unter Druck setzen, wenn es nicht mehr ganz so schnell geht wie früher, und sich über allmähliche Fortschritte freuen. Eine Untersuchung an der University of Texas in Austin zeigte zudem nachdrücklich: Wer rastet, der rostet. Bei Menschen, die den Ruhestand wörtlich nehmen und sich weder körperlich noch mental bewegen, ist das Gehirn deutlich schlechter durchblutet – und büßt an Fähigkeiten ein. Dem beugt zusätzlich eine gesunde, ausgewogene Ernährung vor. Ideal sind Walnüsse, die selbst wie kleine Gehirne aussehen und unsere mit Omega-3-Fettsäuren versorgen: Die Alpha-Linolensäure, wie sie etwa auch in Leinöl steckt, verbessert die Sauerstoffzufuhr der grauen Zellen und damit die Leistungsfähigkeit.

DRÜSEN

Die Drüsen in unserem Körper sind unter anderem dafür zuständig, Hormone abzugeben. Unser hektischer Alltag führt aber dazu, dass Stresshormone wie Adrenalin und Cortison häufig deutlich erhöht sind. Die Folge: Wir fühlen uns angespannt. Wer das innere Getriebensein abstellen möchte, kann nicht nur seinen Tagesablauf verändern, sondern auch für die richtige Schlafhygiene sorgen. Packen Sie nach Tagen mit vielen Terminen Ihre Abende nicht zu voll. Versuchen Sie, immer zur gleichen Zeit ins Bett zu gehen, nicht zu spät, und möglichst die letzten zwei Stunden vor dem Schlafen nichts oder zumindest nichts Schweres mehr zu essen. Gewöhnen Sie sich Rituale an, die Ihrem Körper zeigen, jetzt komme ich zur Ruhe. Das können das Lesen im Bett sein, ruhige Musik, ein paar Entspannungsübungen, eine besondere Körperpflege, ein warmer Tee. Nicht förderlich für einen erholsamen Schlaf ist es, im Bett oder kurz vor dem Schlafengehen noch mit dem Handy oder Tablet zu hantieren. Die blauen Wellenlängen des Lichtes dieser elektronischen Geräte machen uns wach, dazu lassen uns E-Mails oder Nachrichten, die wir kurz vorm Schlafen lesen oder schreiben, nur schwer mit dem Tag abschließen. Die meisten Erholungsprozesse für den Körper finden in den ersten fünf Stunden unseres Schlafes statt. Das ist auch das absolute Minimum, das man in einer Nacht schlafen sollte, um ausgeruht zu sein. Um Stress abzubauen und der Gesundheit etwas Gutes zu tun, sind aber mehr Stunden Schlaf sinnvoll. Das Schlafverlangen ist individuell sehr unterschiedlich. Die meisten Menschen benötigen zwischen sieben und acht Stunden Schlaf in der Nacht, um sich wohlzufühlen.

LID UND WIMPERN

Die Härchen an unserem Ober- und Unterlid sind nicht nur dafür da, das Auge vor Dreck und Sonneneinstrahlung zu schützen, sondern auch, um die optimalen Luftverhältnisse für die Augen zu schaffen, damit es nicht austrocknet. Durch zu starkes Schminken, gerade mit Wimperntusche (und flüchtiges Abschminken vor dem Schlafengehen), kann man dieses »Biotop« am Auge aus dem Gleichgewicht bringen und etwa Reizungen hervorrufen. Wollen Sie Augenlid und Wimpern verwöhnen, lassen Sie diese daher so oft wie möglich einfach natürlich. Da es sich beim Lid um eine sehr filigrane Struktur handelt, raten Experten dazu, bei Schmerzen oder Veränderungen frühzeitig einen Arzt aufzusuchen. Je kleiner oder frischer die Erkrankung ist, umso einfacher lässt sie sich behandeln. Das gilt für viele Organe und Strukturen, aber an den Augen ganz besonders.

Einen interessanten Aspekt steuert die Traditionelle Chinesische Medizin bei: Dort gehören die Lider zum »Element Erde«, und tatsächlich ermöglichen sie es, dass wir uns wieder sammeln und erden. Wird uns mal alles zu viel, können wir dank der Lider einfach die Augen schließen und innehalten. Sofort sind wir dann mit der Aufmerksamkeit beim Atem und tiefe Bauchatmung zentriert noch mehr. Bei den Ohren geht das nicht.

NASENNEBENHÖHLEN

Die Auswirkungen von kranken Nasennebenhöhlen auf den allgemeinen Gesundheitszustand des Menschen sind enorm, sie können das Wohlbefinden und die Leistungsfähigkeit deutlich einschränken. Deshalb sollte man vorbeugend tätig werden. Um das Risiko eines Schnupfens oder einer Nasennebenhöhlenentzündung möglichst zu reduzieren, empfehlen Experten, bei den ersten Symptomen Nasenduschen mit Kochsalzlösung anzuwenden. Macht man das in den Erkältungsmonaten präventiv, spült die Nase also immer mal wieder mit einer Salzlösung durch und hält sie feucht, kann man Erkrankungen vielleicht sogar ganz verhindern. Viren, die meist eine Sinusitis verursachen, fühlen sich in salziger Umgebung nicht wohl und vermehren sich nicht gut darin.

Übung: Nasenspülung mit Kochsalzlösung
Hundert Milliliter abgekochtes Wasser abkühlen lassen, eine Messerspitze Haushaltssalz (völlig egal welches) hineingeben. Rund zwei Milliliter der Lösung mit einer Zwei- bis Fünf-Milliliter-Spritze, die es in der Apotheke gibt, in jedes Nasenloch spritzen. Im Handel gibt es auch Nasenduschen, diese können ebenfalls benutzt werden, dazu die jeweilige Gebrauchsanleitung beachten. Die Salzlösung wird in den Rachen laufen oder wieder aus der Nase. Das ist am Anfang etwas eklig, aber unbedenklich. Hauptsache, die Nasenschleimhaut wird gut durchgespült.

ZUNGE

Finden wir, etwas mundet gut, dann wirken Geschmacks- und Geruchssinn zusammen. Beide Sinne können im Alter abnehmen, ganz extrem vor allem der Geruchssinn. Deshalb sollte man die Sinne immer mal wieder trainieren.

Übung für den Geschmackssinn
Nehmen Sie ein Stück Obst, ein Stück Schokolade oder zum Beispiel etwas kräftigen Käse und legen Sie es sich auf die Zunge. Lutschen Sie es bewusst, nicht zerkauen. Spüren Sie dabei nach, wo und wie intensiv Sie auf der Zunge und im Mundraum etwas schmecken. Das kann zu ganz neuen Genusserlebnissen führen.

Übung für den Geruchssinn
Kaufen Sie sich ein Duftöl, Räucherstäbchen oder Blumen, die besonders intensiv duften, und schnuppern Sie ganz bewusst daran. Wichtig ist, dass Sie das regelmäßig machen, ruhig ein paar Mal die Woche. Denn ein großer Teil der über Achtzigjährigen kann kaum noch gut riechen. Mit solchen kurzen aber bewussten Übungseinheiten kann man den Zeitpunkt des Schlechter-riechen-Könnens hinauszögern.

BRUST UND RÜCKEN

HERZKRANZGEFÄSSE

Okay, was jetzt kommt, klingt spaßbefreit. Aber um die versorgenden Gefäße des Herzens nicht zu schädigen, sollte man tatsächlich den oft zitierten »gesunden Lebensstil« pflegen. Viel frisches Obst und gedünstetes Gemüse essen und wenig Fettreiches, wobei hier besonders die gesättigten Fette in Frittiertem und Fertigprodukten von Keksen bis Tütensuppen gemeint sind. Nicht rauchen und keine Drogen konsumieren. Alkohol ist auch eine Droge. Rotwein gilt zwar als gesund, aber das auch nur, wenn man ihn in Maßen konsumiert. Für alles gilt: ab und an – kein Problem. Ständig? Kann eins draus werden. Vermeiden Sie Übergewicht und bringen Sie Ihren Kreislauf auf Trab, indem Sie etwa zwei- bis dreimal die Woche Ausdauersport wie Joggen, Schwimmen, Radfahren, Walken oder Aquafitness machen. Auch ein täglicher Abendspaziergang hat positive Effekte und hilft abzuschalten.

Fällt es Ihnen schwer, Ihre Ernährung umzustellen, fangen Sie doch damit an, Naschereien zwischendurch gegen Obstsnacks auszutauschen. Als nächsten Schritt können Sie in der Woche zwei Tage einrichten, an denen Sie vegetarisch essen, also kein Fleisch. So haben Sie nicht gleich das Gefühl, auf alles verzichten zu müssen, und lernen langsam, an gesundem Essen Geschmack zu finden. Lassen Sie außerdem bei einem Arzt regelmäßig unter anderem Ihren Blutdruck und ihre Blutzuckerwerte überprüfen. Denn sowohl eine Diabeteserkrankung wie zu hohe Blutdruckwerte schädigen auf Dauer die Gefäße. Ab 35 Jahren zahlen Krankenkassen alle zwei Jahre einen solchen

Check-up beim Hausarzt. Nehmen Sie dieses Angebot in Anspruch für Ihre Gesundheit. Sie fühlen sich besser, und das wiederum macht Spaß.

ZWERCHFELL UND ALVEOLEN

Dem wichtigsten Atemmuskel und den Lungenbläschen tut es gut, wenn sie regelmäßig gefordert und durchgelüftet werden. Das kann bei einem täglichen Spaziergang sein, aber auch mit kleinen Dehn- und Atemübungen zwischendurch.

Übung: Wohlig weiches Dehnen
Strecken Sie, auf einem Stuhl sitzend, mit einer bewussten Einatmung die Beine nach unten raus, vielleicht sogar mit den Fersen voran. Mit der Ausatmung lassen Sie los und spüren das wohlige Gefühl. Dehnen und strecken Sie sich langsam in sämtliche Richtungen, auch im Stehen und nach oben, mit den Armen über den Kopf, verschränken Sie, wenn möglich, die Hände dabei. Einatmend dehnen, ausatmend entspannen. Achten Sie darauf, vor lauter Konzentration auf die Bewegung den Atem nicht anzuhalten – er soll das Dehnen möglichst fließend begleiten. Bewegen Sie sich im eigenen Tempo und Maß, gerade so, wie Sie sich morgens nach dem Aufstehen räkeln. Dehnen Sie sich so oft und so ausgiebig wie Sie mögen, denn Dehnungen schaffen (Atem-)Raum und stellen ganz automatisch die Bronchien und damit die Atemwege weiter. Müssen Sie dabei gähnen, gähnen Sie herzhaft – es entspannt wunderbar (gerade in der Kiefermuskulatur kann viel Anspannung sitzen, weil wir unbewusst die Zähne zusammenbeißen) und

lässt Sie noch tiefer durchatmen. Nehmen Sie sich anschließend noch einen Moment Zeit und spüren Sie den Unterschied: Wie geht es Ihrem Körper jetzt, wie war es vorher und wie fühlen Sie sich nach der Übung? Vermutlich wacher, lebendiger und gleichzeitig gelöster.

Übung: Trockenschwimmen
Diese Übung funktioniert im Sitzen oder Stehen. Beginnen Sie mit den Armen kleine Brustschwimmbewegungen zu machen, langsam und gleichmäßig. Lassen Sie die Schwimmbewegungen ausholender werden, gerade so wie es ihr Körper zulässt und der Atem mitkommt. Sollten Sie bemerken, dass Sie den Atem dabei anhalten, legen Sie den Fokus auf das Ausatmen, am besten mit der Lippenbremse (die Lippen bleiben locker aufeinander) langsam und gleichmäßig den Atem ausströmen lassen. So mobilisieren Sie auf einfache Weise Ihre Muskulatur rund um den Brustkorb.

Übung: Aktiv seufzen/Lachen
Atmen Sie bis in den Bauch ein (wobei der Bauch beim Einatmen der Bewegung des Zwerchfells folgt), mit der Ausatmung heben Sie einen Arm und lassen ihn dann mit einem übertriebenen »Ach ja!« fallen. Generell löst Singen Spannungen im Zwerchfell. Sie können das »Ach ja!« daher auch singen, abwechselnd auch ein »Oh weh!«. Wetten, dass Sie nach spätestens vier, fünf Mal lachen müssen? Und Lachen ist ja die beste Medizin.

Wer noch mehr davon möchte: Beginnen Sie mit einem leisen, kleinen Glucksen, vielleicht zeigen Sie dann auf etwas Imaginäres, Superwitziges, der Mund wird breiter, öffnet sich, das

Lachen quillt jetzt schon hervor und am Ende können Sie sich vor Lachen vielleicht nicht mehr halten. Muss ja nicht in der Öffentlichkeit sein – tut dem Zwerchfell aber sehr gut.

GALLERTKERN/BANDSCHEIBE

Sie haben Ihren Körper schon lange nicht mehr so richtig in Betrieb genommen, und Körperübungen sind Ihnen suspekt, vielleicht weil Sie ohnehin schon Schmerzen haben? Sprechen Sie mit Ihrem Hausarzt, welche Bewegungsart für Sie die beste ist. Vielleicht hilft auch zunächst Physiotherapie, den Körper daran zu gewöhnen, dass er wieder mehr Spielraum haben darf.

Gibt es keine medizinischen Bedenken, helfen Übungen aus dem Yoga, Feldenkrais, Eutonie, Qi Gong oder etwa Pilates, die Wirbelsäule mobil zu halten, damit Sie sich weiter gut beugen, strecken und seitwärts dehnen können. Bewegen Sie sich täglich bewusst immer mal wieder in alle diese verschiedenen Richtungen, dann werden die Bandscheiben und ihr mittiger Gallertkern wieder so belastet, wie sie es brauchen, um gesund zu bleiben oder zu werden. Kurse werden inzwischen überall angeboten, legen Sie dabei weniger Wert auf »Power« als auf Achtsamkeit.

Noch einfacher: Gehen Sie spazieren und schwingen Sie dabei bewusst mit den Armen, nicht übertrieben, nur ein bisschen. Dabei achten Sie darauf, dass der linke Arm nach vorn schwingt, wenn der rechte Fuß gerade den Schritt nach vorn macht und umgekehrt. Dabei entsteht die natürliche spiralförmige Verschraubung unserer Brustwirbelsäule und die Bandscheibe wird sanft massiert. Und auch hier: das Atmen dabei nicht vergessen.

BAUCH

GALLENBLASE

Jeder fünfte Deutsche leidet an Gallensteinen. Diese Ablagerungen in der Gallenblase entstehen, wenn die Gallenflüssigkeit (»Galle«) sich verdickt, nicht mehr richtig abfließt und die Gallengänge verstopft. Das kann zu Entzündungen, Stauungen und Koliken führen. Die Ursache ist manchmal genetisch bedingt, aber oft trägt ein bestimmter Lebensstil dazu bei. Sie tun Ihrer Gallenblase etwas Gutes, wenn Sie sich regelmäßig moderat bewegen, starkes Übergewicht abbauen und eine zu cholesterinhaltige, ballaststoffarme Ernährung mit vielen gesättigten Fettsäuren wie etwa in Fast Food vermeiden. Nehmen Sie aktiv ab, aber übertreiben Sie nicht: Auch wer zu schnell in zu kurzer Zeit Gewicht verliert, erhöht sein Risiko für Gallensteine. Ebenso, wer beim kleinsten Ereignis aufbrausend reagiert und viel Wut und Frust in sich trägt. Denn Emotionen können sich nach der Traditionellen Chinesischen Medizin (TCM) in organischen Beschwerden spiegeln. Also schlucken Sie Ärger nicht runter, machen Sie sich lieber bewusst, was Sie wütend oder zornig macht, und versuchen Sie, zu ändern, was sich ändern lässt. Lassen Sie ansonsten auch mal fünf gerade sein. Und lächeln Sie.

Auch Drehübungen können helfen, Spannungen im Leber-Gallenblase-Meridian abzubauen, sodass es gar nicht mehr zu einem Wutausbruch kommen muss, denn dieses Meridianpaar verläuft an den Körperflanken, da, wo die seitlichen T-Shirt-Nähte sind.

Eine Übungsvariante

Legen Sie sich auf den Rücken, stellen Sie die Füße hinter dem Gesäß auf, sodass die Knie nach oben zeigen. Die Arme breiten Sie in Schulterhöhe aus. Mit der Ausatmung lassen Sie die Knie zu einer Seite sinken, wobei die Füße aneinander bleiben, der Kopf dreht leicht in die andere Richtung. Atmen Sie ein und spüren Sie die Dehnung, atmen Sie aus und entspannen Sie in der Haltung. Mit der nächsten Einatmung kommen Sie mit den Knien in die Ausgangsposition zurück, ausatmend sinken die Knie auf die andere Seite. Jede Seite fünfmal wiederholen. Ohne übertriebenen Ehrgeiz, der in der TCM ebenfalls der Energie der Leber zugeordnet wird. Versuchen Sie auch bei dieser Übung zu lächeln, und schon schmilzt die innere Anspannung.

MILZ

Die Milz ist eines unserer Organe, das an der Reinigung der Lymphe beteiligt ist. Vorab der Hinweis: Wer aufgrund eines Lymphstaus geschwollene Beine oder Arme hat oder verdickte Lymphknoten bemerkt, sollte seinen Hausarzt um Rat fragen. Dahinter können ernsthafte Erkrankungen stehen. Ist geklärt, dass man gesund ist, kann man seinem Lymphsystem und damit auch der Milz durch eine Lymphmassage etwas Gutes tun. Sie fördert das Entschlacken des Bindegewebes und die Durchblutung der Haut. Wellnesseinrichtungen oder Physiotherapeuten bieten solche Massagen an, wobei die Lymphmassage im Gegensatz zur Lymphdrainage keine medizinische Behandlung ist, sondern Verwöhnprogramm.

Die Milz ist auch Teil unseres Immunsystem: Stärken Sie es mit vitaminreicher Ernährung, täglich Zeit an der frischen Luft (Vitamin D für gesunden Knochenbau gibt's auch bei bedecktem Himmel gratis dazu) und ausreichend Schlaf. Rauchen Sie möglichst nicht und trinken Sie Alkohol nur in Maßen. Aus Sicht der Traditionellen Chinesischen Medizin gehört die Milz, ebenso wie der Magen, zum Element Erde. Das können Sie unterstützen, indem Sie vor allem warm essen und das schon morgens (zum Beispiel Haferbrei, der senkt außerdem den Blutzuckerspiegel), sich genügend Pausen gönnen und Zeit für Regeneration schaffen. Beide Organe und ihre energetischen Funktionskreise stehen dafür, wie wir uns ernähren – dazu kann auch gehören, was wir uns visuell »hereinholen«, etwa beim Fernsehprogramm oder über Bücher. Magen und Milz mögen es friedlich, nur dann ist der Parasympathikus aktiv, wir verdauen Nahrung richtig und unser Körper kann Substanz aufbauen.

BAUCHNABEL/FASZIEN

Seit einiger Zeit beschäftigten sich Medizin und Wissenschaft immer mehr mit den sogenannten Faszien. Das sind Bindegewebsstrukturen, die alle Muskeln, Knochen und Organe überziehen und von Kopf bis Fuß alles in unserem Inneren miteinander verbinden und an seinem Platz halten. Faszien sind wie eine innere Haut, manche sprechen daher sogar nur von »einer Faszie« oder vom »Organ Faszie«. Um dessen Bedeutung zu ermessen, hier eine Zahl: Vom eigenen Körpergewicht entfallen bis zu 23 Kilogramm allein auf dieses dreidimensionale Kunstwerk. Und ein zentraler Punkt, an dem dieses innere Gewebenetz im Körper »aufgehängt« ist, ist unser Bauchnabel.

Faszien reagieren sehr sensibel auf Stress, Anspannung und wenig Bewegung. Dann verkleben und versteifen sie. Wer viel um die Ohren hat oder viel Zeit im Sitzen verbringt, spürt häufig schmerzhafte Verspannungen am Kopf, im Nacken oder Rücken – und verspannen die Muskeln, überträgt sich die Anspannung auf die sie umgebenden Bindegewebshüllen, die nicht mehr richtig auf- und gegeneinander gleiten können – sie verkleben. Dem können Sie vorbeugen und bestehende Beschwerden lindern, indem Sie Stress reduzieren und gezielt Übungen für das Faziensystem in den Alltag einbauen. Dabei kommt es weniger auf Kraft an (die über die Muskeln aufgebaut wird) als vielmehr auf Dehnung. War Yoga vor dreißig Jahren noch ein belächeltes Spartenprogramm, werden vielerorts inzwischen sogar Faszien-Yoga-Kurse angeboten: Sie verbinden das Wissen aus dem Yoga mit der noch recht neuen Erkenntnis, dass der Verlauf der Faszien dem der Meridiane entspricht, der energetischen Leitbahnen aus der Traditionellen Chinesischen Medizin. Wer zu Hause üben will, kann sich eine sogenannte Faszienrolle zulegen. Bewegt man den Körper langsam über eine solche Rolle aus hartem Schaumstoff (es gibt mittlerweile zahlreiche Modelle und Größen), können sich die Verklebungen an den Faszien lösen. Wenn Sie mit Körperarbeit nicht vertraut sind, besuchen Sie zuvor einen Kurs, um die richtige Herangehensweise für sich selbst herauszufinden.

Ist Ihr Körper so weit gesund, können Sie mit den folgenden Übungen direkt loslegen:

Übung 1: »Katze« für einen geschmeidigen Rücken
Diese Übung kennen Sie vielleicht aus dem Yoga: Sie stehen im Vierfüßlerstand, hüftbreit auf den Knien (wenn Ihre Knie in Ordnung sind) und vorn schulterbreit auf den Hän-

den. Der Rücken ist möglichst waagerecht zum Boden. Mit der Einatmung lassen Sie den Bauchnabel Richtung Boden sinken, gehen dabei leicht ins Hohlkreuz und heben das Brustbein an. Der Kopf bleibt in Verlängerung der Wirbelsäule. Mit der Ausatmung runden Sie vom Becken her den Rücken, ebenfalls Wirbel für Wirbel, bis zum Hals, der Kopf hängt locker nach unten. Wiederholen Sie diese Abfolge fünf- bis zehnmal bei langsamer Ein- und Ausatmung. Anschließend können Sie in ein seitliches Schwingen kommen: Schwingen Sie leicht nach rechts, geht der linke Ellenbogen leicht in die Beuge – und umgekehrt. Zum Schluss wiederholen Sie noch einmal die »Katze«.

Übung 2: Fußsohlen und -faszie aktivieren
Unsere Füße vernachlässigen wir oft sträflich, zudem pferchen wir sie oft in falsches Schuhwerk. Umso lebendiger (und besser durchblutet) wird sich Ihr Körperende nach dieser Übung anfühlen: Im Stehen stellen Sie einen Fuß, möglichst barfuß oder aber in dünnen Socken, auf einen Tennisball und verlagern dann Ihr Gewicht von hinten nach vorn und zurück, ebenso zu den Seiten. Üben Sie dabei leichten Druck aus und versuchen Sie, mit dem ganzen Fuß den Tennisball zu erreichen. Dadurch wird die robuste Plantarfaszie massiert, die den Fuß von hinten bis zu den Ballen der Zehen zum Boden hin begrenzt. Wenn nötig, halten Sie sich dabei mit einer Hand an einer Stuhllehne fest, verkrampfen Sie aber in den Schultern nicht. Atmen Sie ruhig ein und aus, nach zwei, drei Minuten wechseln sie den Fuß. Spüren Sie zuvor den Unterschied zwischen beiden Fußsohlen.

BLINDDARM

Der Blinddarm und der Wurmfortsatz spielen eine wichtige Rolle in der Immunabwehr und beim Aufrechterhalten einer gesunden Darmflora. Dieses sogenannte Mikrobiom besteht aus zahlreichen Mikroorganismen, die bei der Verdauung, der Abwehr von Krankheitserregern und dem Herausfiltern von Vitaminen aus dem Speisebrei helfen. Magen-Darm-Erkrankungen und Antibiotika-Einnahme, aber auch viel Alkohol, ungesunde Ernährung oder ein Leben im Jetlag bringen die Darmflora aus dem Takt, die »guten« Bakterien werden vernichtet und die »schlechten« nehmen überhand. Sprechen Sie daher nach Magen-Darm-Erkrankungen oder eben der Einnahme von Antibiotika mit Ihrem behandelnden Arzt darüber, ob und welche Mittel (etwa Präbiotika, also unverdauliche Ballaststoffe wie Inulin-Pulver aus Artischocken und Flohsamenschalen, oder Probiotika wie Joghurt mit lebenden Milchsäurebakterien) Sie einnehmen könnten, um die Darmflora wieder ins Gleichgewicht zu bringen. Leiden Sie unter Blähungen, gelegentlichem Durchfall, müssen Sie oft aufstoßen oder quälen Sie Krämpfe im Unterleib, kann die Ursache ebenfalls eine Störung der Darmflora sein. Ihr Arzt kann eine verlässliche Diagnose stellen und eine eventuelle Therapie einleiten. Denn eine Darmflora, die aus dem Takt ist, kann Auswirkungen auf unser Immunsystem, den Ernährungszustand, Hauterkrankungen und unseren Schlaf-Wach-Rhythmus haben. Sogar auf unsere Stimmung: Es mehren sich die Hinweise, dass die Darmflora über die »Darm-Hirn-Achse« mit unserem Gehirn in Verbindung steht und, wenn unausgewogen, psychische Störungen wie Angsterkrankungen oder Depressionen begünstigen kann. Ein Indiz mehr, dass im Körper tatsächlich alles mit allem zusammenhängt.

BECKEN

EILEITER

Diesen weiblichen Geschlechtsorganen kann man aus schulmedizinischer Sicht per se nicht gezielt etwas Gutes tun. Sicher, sie profitieren wie der ganze Körper von einem gesunden Lebensstil. Das steht außer Frage. Die Traditionelle Chinesische Medizin (TCM) hingegen setzt auf das Stärken des Elements Wasser im Körper, zu dem unter anderem die Organe Niere und Blase, die Geschlechtsorgane sowie Blasen- und Nierenmeridian als energetische Leitbahnen gehören. Die beiden Meridiane verlaufen vom Kopf über den Rücken bis zu den beiden Fußsohlen. Kreisen der Hüfte und Fußgelenke sowie Dehnen der hinteren Beinsehnen kann die hier fließende Energie harmonisieren, die Durchblutung im Körper anregen und für warme Füße sorgen. Das wiederum ist aus TCM-Sicht ohnehin wünschenswert, denn Rücken, Po, Beine und Füße sollten nie kalt werden, damit es auch den Eileitern gut geht. Außerdem werden genügend Schlaf und Zeit für Entspannungsübungen und Regeneration angeraten – denn die Nieren gelten als »Hort der angeborenen Energie«. Sie verringert sich, je mehr wir körperlich Raubbau betreiben.

Was man im Umgang mit den Eileitern und vor allem den Eierstöcken nicht außer Acht lassen sollte: Ihre Dienste stehen Frauen nicht ein ganzes Leben lang zur Verfügung. Die Fruchtbarkeit der Frau nimmt mit der Zeit ab und spätestens mit dem Beginn der Wechseljahre, in denen sich auch die Eileiter verändern, ist eine Schwangerschaft nicht mehr möglich. Wer also gern Kinder haben möchte und den richtigen Partner dafür gefunden hat, sollte das Warten nicht zu sehr ausreizen und seinen Lebensstil entsprechend ausrichten. Die moderne Gesellschaft suggeriert zwar gerade Frauen, alles sei jederzeit und auch gleichzeitig möglich: Studium, Karriere, Sport, Entspannung, Familie. Für viele entsteht daraus aber der Druck, all dies auch schaffen und damit perfekt sein zu müssen. Das führt aber oft nicht zu einem beglückenden Multitasking, sondern einfach nur zu Stress. Und der kann sich gerade auch auf die Fruchtbarkeit auswirken. Er vermittelt dem Körper die Botschaft: Sorry, jetzt ist echt gerade keine Zeit für Nestbau – so sehr man sich auch darum bemüht.

Mit rund zwanzig Jahren gelten Frauen als am fruchtbarsten. Bis zum Alter von Mitte dreißig hat sich ihre Fruchtbarkeit bereits um etwa die Hälfte reduziert und nimmt tendenziell weiter ab. Pauschale Aussagen zur Fruchtbarkeit der Frau zu treffen, da sind Experten zurückhaltend, denn manche Frauen kommen bereits mit Ende dreißig in die Wechseljahre, manche erst mit Mitte fünfzig. Mediziner bringen deshalb die Fruchtbarkeit häufig nicht mit dem biologischen Alter in Zusammenhang, sondern sprechen ganz individuell von einem »reproduktiven Alter«. Damit ist vor allem das Alter der Eizellen gemeint, von denen die Fruchtbarkeit der Frau abhängt. Gynäkologen können durch das Messen bestimmter Marker im Körper eine Einschätzung zum eigenen reproduktiven Alter geben. Wie sehr man sich darauf verlassen kann und was das für die persönliche Planung bedeutet, muss individuell mit dem behandelnden Arzt besprochen werden.

SCHLIESSMUSKEL

Um den Schließmuskel bei seiner Arbeit zu unterstützen, macht es Sinn, regelmäßig den Beckenboden zu trainieren – das ist die Muskel- und Sehnenplatte, die das Becken nach unten abschließt und, wenn sie kräftig ist, die inneren Organe in Bauch- und Beckenraum stabilisiert. Drei Ausgänge hat die Platte: für die Harnröhre, die Scheide und den Enddarm. Ist der Beckenboden schlaff und ausgeleiert, kann etwa der Schließmuskel des Darms seine Arbeit nur noch schwer bewältigen. Zudem leidet der Schließmuskel, wenn der Stuhlgang zu fest oder zu flüssig ist. Ist das dauerhaft der Fall, ist es sinnvoll, den Rat eines Arztes einzuholen – auch um Inkontinenz als Spätfolge vorzubeugen. Oft hilft es aber schon, ausreichend Wasser oder ungesüßten Tee zu trinken und Ballaststoffe in Form von Vollkornprodukten in den Speiseplan einzubauen. Beides reguliert den Stuhl und entlastet so den Schließmuskel. Auch Flohsamenschalen, etwa ins Müsli gerührt, können bei verschiedenen Stuhlgang-Problemen helfen.

Spezielle Übungen geben auch dem Beckenboden wieder Spannkraft und Halt. Dazu muss man den Beckenboden aber erst einmal »finden«. Wollen sie ihn anspannen, kneifen viele Menschen stattdessen die Pobacken zusammen – was nichts bringt. Stellen Sie sich eher vor, Sie müssten Urin einhalten – dabei entsteht das Gefühl einer leichten Zugbewegung nach innen und oben. So haben Sie den Beckenboden »am Wickel«, quasi gelupft. Wer unsicher ist, besucht einen entsprechenden Kurs in Yoga, Beckenbodentraining oder Callanetics.

Übung im Liegen

Legen Sie sich auf den Rücken. Stellen Sie die Beine hüftgelenksbreit an, sodass die Knie nach oben zeigen. Die Arme liegen locker seitlich neben dem Körper, Schultern sind entspannt. Mit der Einatmung spannen Sie Ihren Beckenboden an (wie oben beschrieben) und heben erst das Gesäß und dann Wirbel für Wirbel den Rücken nach oben, bis nur noch Kopf, Schultern, Arme und Füße den Boden berühren. Mit der Ausatmung legen Sie wieder Wirbel um Wirbel am Boden ab und zum Schluss das Becken. Wichtig: Beckenboden jetzt entspannen. Wiederholen Sie die Übung etwa acht Mal und nehmen Sie bewusst das An- und Entspannen des Beckenbodens wahr. Nicht verzagen, wenn es nicht auf Anhieb gelingt, mit der Zeit werden Sie ein Gefühl dafür bekommen.

Übung im Sitzen

Setzen Sie sich gerade auf einen Stuhl, und zwar so, dass Ihr Gesäß etwa zur Hälfte auf der Stuhlfläche aufliegt (nicht anlehnen dabei). Fassen Sie jetzt mit beiden Händen jeweils seitlich unter Ihren Po-Muskel – was Sie da Spitzes, Festes fühlen (vielleicht müssen Sie ein bisschen hin und her ruckeln), sind Ihre beiden Sitzbeinhöcker. Der Beckenboden ist daran befestigt, ebenso vorn am Darmbein und hinten am Steißbein. Stellen Sie sich jetzt einen Faden am oberen Hinterkopf vor, der Sie nach oben zieht. Machen Sie sich also lang, die Schultern bleiben unten. Parallel drücken Sie mit der Einatmung die Fußsohlen nach unten fest in den Boden. Dabei spannt sich Ihr Beckenboden von selbst an. Ausatmend vollständig entspannen. Ein paar Mal wiederholen und nachspüren.

STEISSBEIN

Zu langes, starres Sitzen auf harten Stühlen oder eine zu gerade Haltung auf schmalen oder weichen Fahrradsätteln kann zu Beschwerden am Steißbein führen. Zu wenig Bewegung ebenfalls. Dem Steißbein kann man also schon etwas Gutes tun, wenn man einfach genügend zu Fuß unterwegs ist. Denn es ist schließlich für unseren aufrechten Gang zuständig. Und mehr Schritte in seinen Alltag einzubauen, das ist gar nicht so schwierig, man muss sich nur ein wenig selbst überlisten. Hier ein paar Vorschläge: Treppen steigen statt Aufzug fahren. Nicht zur nächstgelegenen Bushaltestelle laufen, sondern eine weiter. Nicht direkt vor dem Restaurant oder Geschäft parken, sondern absichtlich etwas entfernt. Während längerer Telefonaten auf und ab laufen. Mit Besuch nicht nur am Kaffeetisch sitzen – gehen Sie gemeinsam eine Runde raus. Wer selbst keinen Hund hat, einfach mal den von Freunden ausleihen: Die freuen sich über Entlastung, und man selbst wird gezwungen, um den Block zu gehen. Beim Zähneputzen nicht starr vor dem Waschbecken verharren: Wippen Sie stattdessen locker hin und her oder laufen Sie im Bad umher. Beim Warten an Bahnsteigen oder anderen Orten von einem Fuß auf den anderen wechseln und so in Bewegung bleiben.

EXTREMITÄTEN

ELLENBOGEN

Unser Ellenbogen mag zwei Dinge nicht: ruhig gestellt zu werden und immer die gleiche Bewegung machen zu müssen. Das ist der Fall, wenn wir Schrauben eindrehen, Gitarre spielen oder mit der Computermaus hantieren. Treten nach solch einer Tätigkeit Schmerzen im Ellenbogengelenk auf, sprechen Ärzte von einem Tennis- und Golfellenbogen. Um ihn zu vermeiden, ist es sinnvoll, monotone Bewegungen oft genug zu unterbrechen und Pausen einzulegen, in denen man den Ellenbogen bewusst entlastet. Richtig ruhig gestellt werden muss der Ellenbogen eigentlich nur, wenn er verletzt ist. Bewegt man ihn länger nicht, versteift er relativ schnell. Um Verletzungen in diesem Bereich zu verhindern, empfiehlt es sich bei Sportarten, bei denen man leicht auf die Ellenbogen fallen kann, Ellenbogenschoner zu tragen.

Umgekehrt mag der Ellenbogen es nicht, unterfordert und dadurch »ruhiggestellt« zu sein. Etwa durch eine schwindende Beweglichkeit im Brustkorb, was über die Schultern auf die Ellenbogen abfärben kann. Wie es um Ihre Schultern bestellt ist, merken Sie am »Schürzentest«: Stellen Sie sich vor, Sie wollen eine Schürze hinter Ihrem Rücken zubinden. Wenn Sie die Hände (und damit die Ellenbogen) nicht hinter den Rücken bringen können, weil die Schultern blockieren oder schmerzen, könnte ein Termin bei einem Physiotherapeuten oder Osteopathen sinnvoll sein. Oft gewöhnen wir uns an eine eingeschränkte Beweglichkeit – aber warum eigentlich?

Übung: Schultern, Ellenbogen, Handgelenk kreisen
Der Ellenbogen ist kein isoliertes Gelenk. Auf Überlastung in Schultern und Händen kann er mit Entzündungen reagieren. Um dem vorzubeugen, kreisen Sie zunächst die Schultern: einatmend von hinten nach oben, ausatmend nach vorn und unten. Fünfmal wiederholen, dann anders herum. Danach kreisen sie aus dem Ellenbogengelenk heraus den Unterarm – ganz locker, erst in die eine, dann in die andere Richtung, erst den einen, dann den anderen Arm. Zum Schluss kreisen Sie die Handgelenke. Dazu können Sie Ihre Hände mit den Zeigefingern aneinanderlegen, Handrücken sind oben. Dann die Finger nach vorn unten sinken und in einer Kreisbewegung nach vorn oben kommen lassen. Die Zeigefinger wieder zueinander bringen, die Hände bleiben immer in Kontakt. Andersherum: Legen Sie die Hände aneinander, sodass diesmal die kleinen Finger einander berühren und die Handinnenflächen nach oben zeigen. Jetzt kippen die Finger zu Ihnen heran, kommen in eine Drehbewegung nach unten, dabei berühren sich die Handrücken, bis die Zeigefinger nebeneinander kommen, die Daumen und dann wieder die kleinen Finger.

FINGERNÄGEL

Die Nägel an den Fingern unterstützen unseren Tastsinn, deshalb sollte man sie pflegen und nicht ins Uferlose wachsen lassen. Auch daran herumzukauen kann sie verletzen und Infektionen hervorrufen. Wer brüchige Nägel hat, verbunden mit Verfärbungen oder einer Verdickung des Nagelbetts, sollte zu einem Hautarzt gehen. Wer seinen Nägeln – und zwar an Fingern und Zehen – ab und zu etwas gönnen will, kann einen Termin zur medizinischen Finger- und Fußnagelpflege machen. Die Betonung liegt auf medizinisch und nicht kosmetisch. Denn dabei geht es um die Pflege, das Vorbeugen und Erkennen von Erkrankungen und eine eventuelle Therapie – etwa bei eingewachsenen Nägeln. Sind die Nägel gesund, freut sich die empfindliche Nagelhaut über eine regelmäßige Zuwendung mit fettreicher Creme oder auch Olivenöl, das sanft einmassiert wird. Trockene Nägel profitieren ebenfalls davon. Weil verletzte Nagelhaut Entzündungen hervorrufen kann, raten Ärzte, beim Schneiden der Nägel vorsichtig zu sein, besonders bei Kindern. Für sie gibt es extra Nagelscheren, die nicht zu spitz sind.

KNIESCHEIBEN

Die Kniescheibe leidet sehr darunter, dass der moderne Mensch so viel sitzt, ob am Schreibtisch, im Auto, beim Essen oder vor dem Fernseher. Sogar auf dem Fahrrad. Dadurch verkürzen sich die Muskeln in der Wade und im Oberschenkel, besonders der *Musculus psoas major*, umgangssprachlich »Hüftbeuger« – und das behindert die Kniescheibe. Damit das Knie beweglich beleibt, gibt es aber ein einfaches Mittel: regelmäßig die Beine dehnen.

Übung für den Hüftbeuger
Knien Sie sich hin, der Oberkörper bleibt aufrecht. Dann bringen Sie zunächst den rechten Fuß nach vorn, sodass das rechte Knie neunzig Grad über dem rechten Knöchel steht. Falten Sie die Hände, stützen Sie sich damit auf dem rechten

Oberschenkel ab und strecken Sie das linke Bein wie in einem Ausfallschritt nach hinten – nur so weit, wie Sie die Dehnung im linken Oberschenkel spüren und dabei ruhig und tief ein- und ausatmen können. Achten Sie darauf, dass das rechte Knie senkrecht über dem rechten Fuß bleibt – spitze Winkel können zu viel Zug auf das Knie ausüben. Bleiben Sie fünf bis zehn Atemzüge, dann wechseln Sie die Seite. Im unteren Rücken sollten dabei keine Schmerzen auftreten.

Übung für die Wadenmuskulatur
Sie kennen das bestimmt von Läufern im Park; man sieht sie vor oder nach einer Runde an einer Mauer oder einem Geländer stehen und die Wadenmuskulatur dehnen. Sie können das auch im Alltag machen. Stellen Sie sich einfach zu Hause hinter einen Stuhl und stützen Sie sich an der Lehne ab. Mit dem rechten Bein machen Sie einen Schritt nach hinten, das linke geht leicht ins Knie. Das rechte ist gestreckt, drücken Sie die rechte Ferse in den oder Richtung Boden. Wenn Sie keine Dehnung in der Wade spüren, vergrößern Sie den Schritt nach hinten. Atmen Sie in Ihrer Vorstellung in die Wade und in die Dehnung hinein, mit der Ausatmung versuchen Sie, die Muskulatur zu entspannen. Bleiben Sie für mehrere Atemzüge in der Haltung, dann die Seite wechseln. Achten Sie dabei darauf, die Schultern nicht hochzuziehen, sondern locker zu lassen.

FUSSGEWÖLBE

Unsere Knochen, Muskeln und Sehnen im Fuß lieben nichts mehr, als barfuß zu gehen. Denn dann werden sie in ihrer

Struktur so richtig gefordert. Laufen Sie also mit nackten Füßen umher, wann immer es möglich ist: in der Wohnung, auf der Terrasse, im Garten oder hin und wieder mal auf sogenannten Barfußpfaden. Ohne Schuhe und Strümpfe geht man da über verschiedenes Material: Steine, Holzspäne, Moos, Sand oder Rindenmulch. Alles, was nicht verletzt, sondern die Sensibilität an der Fußsohle trainiert, ist erlaubt. Das Internet hilft dabei, schnell einen in der eigenen Umgebung zu finden. Wer einen großen Garten hat, kann sich einen solchen Pfad auch selbst bauen. Anleitungen gibt es ebenfalls im Internet.

Übung: Tautreten
In der warmen Jahreszeit ist es ein fantastischer Start in den Tag, morgens mit bloßen Füßen über einen von Tau benetzten Rasen zu gehen – im eigenen Garten oder im Park. Spüren Sie den Temperaturunterschied von Rasen, der schon von der Sonne beschienen wird, und dem im Schatten – er ist deutlich kühler. Ein paar Minuten reichen, die Füße sollten vorher warm sein und durch das Tautreten nicht zu kalt werden. Direkt danach Socken anziehen und Schuhe, Füße nicht abtrocknen. Das wohlige Kribbeln hält erstaunlich lange an, vitalisiert, macht wach, reduziert Stress und stärkt das Immunsystem. Über die Fußreflexzonen werden zudem die Unterleibsorgane stimuliert (hier gilt umso mehr: nicht zu lang, nicht zu kalt) und die Venenpumpe wird durch diese Kneipp-Variante auch noch aktiviert. Und das Ganze ist gratis.

DANKE SCHÖN!

Und zwar insbesondere all den Experten in diesem Buch, die sich für unsere Fragen und Überlegungen Zeit genommen und ihr Wissen mit uns geteilt haben. Ohne sie wäre der tiefe Einblick in unseren Körper nicht möglich gewesen.

Und natürlich all den Menschen, die uns mit Rat und Tat geduldig zur Seite gestanden haben, die uns inspiriert, konstruktiv kritisiert und bei der Arbeit an diesem Buch wohlwollend begleitet haben.

Und schließlich unserem Körper, dass er uns neugierig gemacht und manche Stunde am Computer klaglos durchgehalten hat.

ÜBER DIE AUTORINNEN

ANDREA FREUND hat für Reisereportagen Nordlichtforscher auf Spitzbergen, Hummerfischer vor Helgoland und die Hundertjährigen von Costa Rica besucht. Genauso fasziniert aber ist sie von der Reise nach innen, auf der Landkarte der Seele. Diese ist für die Yogalehrerin und Heilpraktikerin für Psychotherapie untrennbar verbunden mit Körper und Geist, weshalb sie sich seit Langem für ganzheitliche medizinische Richtungen interessiert. Die studierte Romanistin lebt als selbstständige Journalistin und Redakteurin in Hamburg und schreibt für die *Frankfurter Allgemeine Sonntagszeitung* sowie Magazine.

DR. LUCIA SCHMIDT, geboren 1982, war von Beginn ihres Medizinstudiums an davon fasziniert, wie im Körper ein Rädchen in das andere greift und wie die Natur auch für komplexe Probleme immer eine Lösung findet. Nach Studium, Approbation und Promotion entschied sie sich für die Arbeit als Journalistin. Seit 2013 verantwortet sie die Leib & Seele-Seiten in der *Frankfurter Allgemeinen Sonntagszeitung*. Für ihre Fähigkeit, relevante Gesundheitsthemen und komplizierte medizinische Sachverhalte treffend und anschaulich aufzuschreiben, wurde sie bereits ausgezeichnet. Sie lebt in Frankfurt am Main.

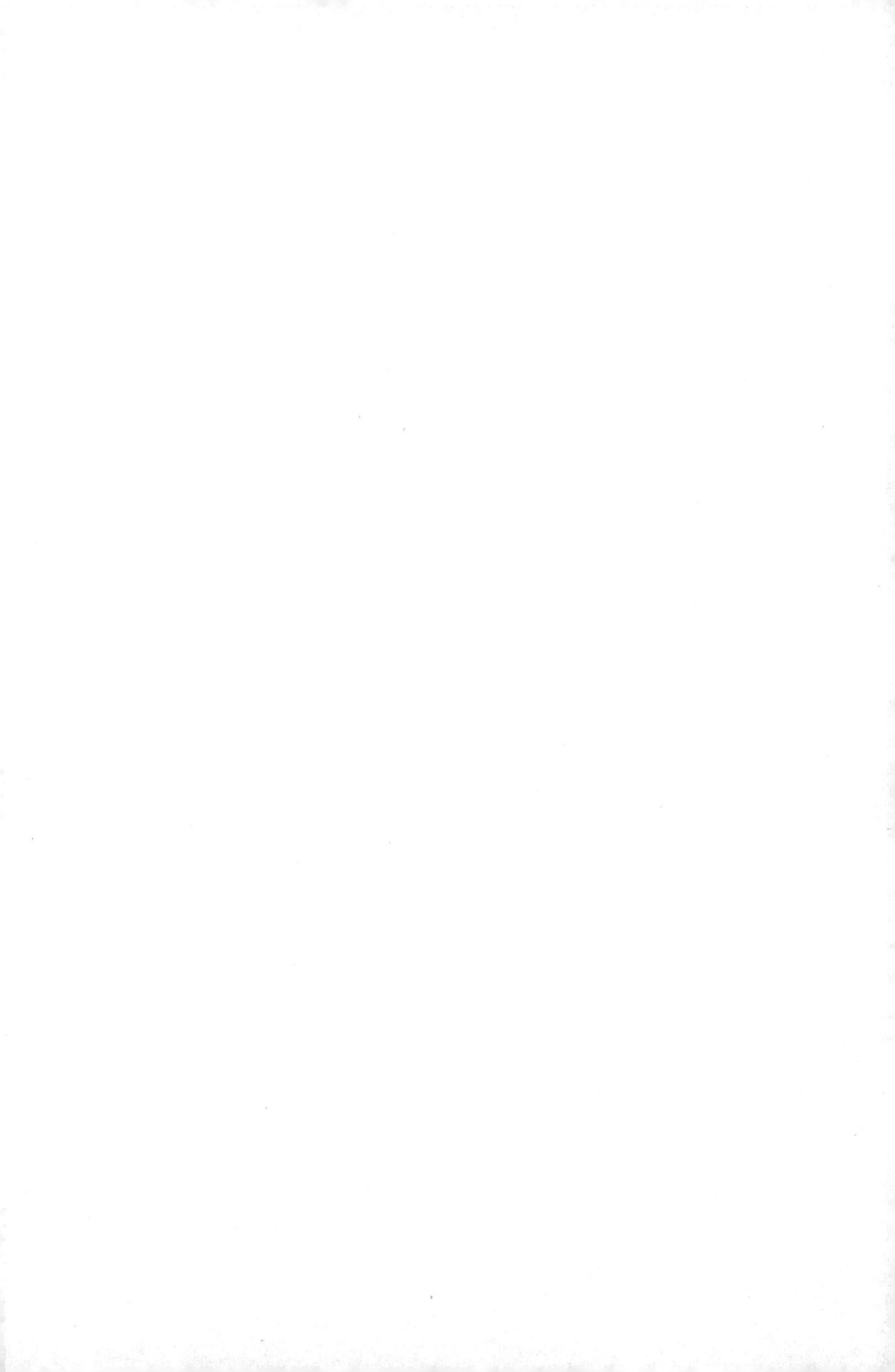